AF401073

Cure radicale opératoire

DE LA

HERNIE INGUINALE

DU MÊME AUTEUR

HISTOIRE DE L'HÔPITAL BEAUJON, DEPUIS SON ORIGINE JUSQU'À NOS JOURS, avec un plan. Paris 1884. Dentu.

SUR LA SEPTICÉMIE PUERPÉRALE, leçon du Dr Fournel, recueillie par M. le docteur Cruceanu. *Progrès médical roumain*, 1888.

DIVERSES PRÉSENTATIONS DE PIÈCES PATHOLOGIQUES provenant des opérations de M. Fournel. *Bulletins Société médicale pratique*, 1892; *Bulletins de la Société obstétricale et gynécologique de Paris*, 1892 à 1898; *Bulletins Société médicale du IXe arrondissement, passim*, année 1892 et les suivantes.

OVULATION ET FÉCONDATION. Alcan-Lévy, 1889.

OBÉSITÉ ET FONCTIONS GÉNITALES CHEZ LA FEMME. *Gazette des Hôpitaux*, 1889.

LAPAROTOMIE POUR UN KYSTE PAROVARIEN. TAMPONNEMENT DU PÉRITOINE. GUÉRISON. *Archives de tocologie*, 1892.

DISCUSSION SUR LES OVARITES ET SALPINGITES SUPPURÉES. *Journal de médecine de Paris*, 1892.

VALEUR DU CURAGE ET DE L'OPÉRATION DE SCHRŒDER APPLIQUÉS AU TRAITEMENT DES SALPINGITES. *Journal de médecine de Paris*, 1892.

HYDROSALPINX DOUBLE. ECHEC DE LA DILATATION UTÉRINE. ABLATION PAR LAPAROTOMIE. GUÉRISON. *Congrès gynécologique international de Bruxelles*, 1892. *Revue obstétricale*, 1893.

CASTRATION TOTALE PAR LE VAGIN POUR KYSTE OVARIQUE ACCOMPAGNANT UNE FIBROMATOSE UTÉRINE. *Bulletins de la Société obstétricale et gynécologique*, 1893.

De la blessure des uretères au cours de l'hystérectomie vaginale. *Gazette des Hôpitaux*, 1895, n° 40.

De la thérapeutique intra-utérine. *Bulletins de la Société obstétricale et gynécologique de Paris*, 1895.

Des divers procédés d'hystérectomie abdominale totale. *Bulletins de la Société obstétricale et gynécologique*, 1895.

Conservateurs et mutilateurs. La dilatation utérine n'est pas une méthode conservatrice. *Bulletins de la Société obstétricale et gynécologique*, 1895.

Fibrômes utérins adhérents ; hystérectomie par morcellement. *Bulletins de la Société obstétricale et gynécologique*, 1895.

Ovariotomie pour un kyste ovarique hémorrhagique contenant vingt-trois litres de liquide. Guérison. *Bulletins de la Société obstétricale et gynécologique*, 1896.

Atrésie cervicale grave coïncidant avec une tumeur fibreuse sous-péritonéale et des lésions annexielles bilatérales. Hystérectomie vaginale. Guérison. *Société médicale du IX° arrondissement*, 1898.

Hystérectomie abdominale totale pour tumeur fibreuse de deux kilogrammes chez une femme de cinquante-trois ans. Guérison. *Société médicale du IX° arrondissement et Journal de médecine de Paris*, 1899.

Extirpation d'une balle de révolver, devenue tranchante, et logée dans le paquet vasculo-nerveux du cou. Guérison. *Journal de médecine de Paris*, 1899.

CURE RADICALE OPÉRATOIRE

DE LA

HERNIE INGUINALE

AVEC UN NOUVEAU PROCÉDÉ

ILLUSTRÉ DE 22 FIGURES

---

*Extrait du Cours de Chirurgie abdominale
professé à l'École pratique de la Faculté
de Médecine de Paris*

PAR

le Dʳ Ch. FOURNEL

CHIRURGIEN A PARIS

PARIS

A. MALOINE, ÉDITEUR

23-25, RUE DE L'ÉCOLE-DE-MÉDECINE, 23-25

—

1900

CURE OPÉRATOIRE
DE LA HERNIE INGUINALE
avec un nouveau Procédé
PAR LE Dr CH. FOURNEL

Pour se hernier au dehors de la grande cavité qui les renferme, les viscères abdominaux ont à choisir essentiellement entre trois trajets : le trajet inguinal, l'anneau crural, l'anneau ombilical. Nous ne parlerons que de la plus fréquente de ces trois espèces de hernie, c'est-à-dire de la hernie inguinale.

Nous allons voir rapidement :

I. — Comment on reconnaît l'existence d'une hernie inguinale.

II. — Quels éléments anatomiques la constituent.

III. — A quels dangers la hernie expose le malade.

IV. — Les indications opératoires ; c'est-à-dire s'il faut opérer ou s'il faut se contenter du port d'un bandage.

V. — Quelle est la meilleure opération. Nous aurons à décrire le procédé que nous employons personnellement lorsque nous faisons la Cure radicale. C'est une modification que nous avons imaginée au procédé italien. Comme son application nous a permis de ne pas avoir jusqu'à présent de récidives à la suite de nos opérations, nous croyons pouvoir le donner pour un réel perfectionnement.

I

Comment on reconnaît l'existence d'une hernie inguinale

Une hernie est une tumeur, une grosseur intermittente qui apparaît et disparaît. Elle sort surtout sous l'influence d'un effort, de la station debout et de la marche, de la toux, des efforts d'expulsion pour aller à la selle.

La grosseur a son siège le plus souvent soit au pli de l'aine (racine de la cuisse) ou au nombril. Il peut exister des hernies dans d'autres régions.

La forme de la tumeur, globuleuse et sphérique si elle siège au nombril, est plus souvent allongée, pour celle du pli de l'aine. Dans cette dernière région, elle se continue en bas dans l'une des bourses et remonte, à son autre extrémité, jusque dans le ventre par une espèce de prolongement que nous appellerons pédicule de la hernie.

Ce n'est pas toujours avec la vue que l'on peut constater ces caractères ; il est bon de s'aider des doigts et telle pointe de hernie qui ne pourrait être vue, pourrait cependant être diagnostiquée par le tact exercé d'un médecin. En effet la grosseur est recouverte par la peau, tissu élastique qui se moule, il est vrai, sur elle ; mais aussi tissu qui, en passant sur les reliefs et sur les dépressions, en efface et en atténue le caractère. Si la peau devient rouge et excoriée, il s'agit le plus souvent d'une irritation par le bandage, cette rougeur n'est point un symptôme habituel.

Vous avez palpé cette tumeur avec vos doigts, maintenant pressez sur elle ; vous constatez que ce n'est pas une tumeur dure, elle est molle et peu résistante, elle est lisse, elle est souple. Sous l'influence des manipulations auxquelles vous vous livrez, sous l'influence d'une pression un peu plus forte de vos doigts, vous sentez bientôt que quelque chose glisse sous la peau ; en même temps, la grosseur a diminué de volume en produisant un bruit de gargouillement, enfin la tumeur a disparu. S'agit-il d'une guérison ? — Pas le moins du monde ; cette disparition ou *réduction de la hernie* n'est que temporaire. Elle est due à ce fait que vous avez fait rentrer dans le ventre le contenu de la hernie par une simple pression, et si vous avez pu le faire, c'est parce qu'il existe entre la hernie et la cavité de l'abdomen un orifice anormal et permanent de communication.

Cet orifice anormal, ce trou à la paroi abdominale, cette brèche qui a permis à l'intestin de rentrer, c'est ce trou aussi qui permettra à l'intestin de sortir de nouveau aussitôt que votre main aura cessé de comprimer la région. C'est ce trou qu'il faudrait faire disparaître pour guérir le malade et il faudrait le faire disparaître tellement bien, avec tant de soin, que cette région devînt extrêmement solide et ne fût plus sollicitée en aucune façon de céder sous l'influence des efforts.

Nous y reviendrons quand nous décrirons l'opération. Chacun de vous est à même de constater l'existence réelle de cet orifice anormal, profitez du moment où le contenu de la hernie est réduit, il vous sera facile alors de faire pénétrer, à travers la peau, l'extrémité du doigt dans un trajet de largeur et de longueur variables suivant les sujets.

Ce trajet se trouve directement sous le doigt pour les hernies du nombril ; si la hernie est à la racine de la cuisse, il faut, pour explorer l'orifice, chercher de bas en haut avec le doigt coiffé de la peau des bourses.

Cet orifice est bien réellement préparé pour laisser sortir la hernie. Continuant à profiter, pour votre examen, du moment où la hernie est rentrée dans le ventre, laissez, en effet, votre doigt explorateur là où vous l'avez conduit et faites tousser une fois ou deux, vous allez sentir l'intestin venir battre votre doigt à chaque secousse de toux et vous vous rendrez bien compte qu'il n'y a là nulle résistance, rien d'interposé, pas de paroi, et qu'à peine avez vous retiré votre doigt qui fait bouchon, la hernie sortira de nouveau.

Donc, un trou dans la paroi abdominale, par ce trou l'intestin qui sort et qui rentre sous les moindres influences; voilà en bloc ce qu'est une hernie.

Cependant, certains d'entre vous auront pu observer sur des hernieux un autre phénomène. Chez quelques-uns, la rentrée ou réduction de la hernie sous l'influence des pressions ne se fait pas complètement; le plus gros de la tumeur disparaît bien, mais il reste ensuite dans la région une masse pâteuse, soit douloureuse à la pression soit indolore. Et si nous parlons de cette persistance de certaines hernies, c'est qu'elle constitue un symptôme de premier ordre en ce sens qu'elle va nous donner la clé d'un temps de l'opération des plus importants pour les résultats définitifs d'une cure radicale bien comprise et réellement efficace.

Cette masse pâteuse qui persiste dans la région est formée par deux éléments différents, soit : 1· un sac épaissi; 2· de l'épiploon adhérent. Ceci demande quelques mots d'explication.

II

Constitution anatomique de la hernie.

Qu'est-ce que le sac ? Qu'entend-on par épiploon ?

I. — Qu'est-ce que le sac ? — La tumeur herniaire a pour enveloppe la plus extérieure la peau et elle a pour contenu ordinaire, habituel, une anse d'intestin qui vient par intermittences faire saillie sous cette peau. Ces notions sont d'ordre banal, nous n'y insisterons point. Le rôle de l'intestin dans les hernies est tellement connu qu'il n'est point besoin d'être médecin pour s'en souvenir.

Sous cette enveloppe visible qui est la peau, il y a une autre enveloppe profonde recouverte par elle, c'est cette enveloppe que je viens d'appeler « sac » de la hernie. Il serait impossible de comprendre l'existence et le mode de formation du sac si je ne rappelais en trois mots dans quelles conditions l'intestin est logé par la cavité abdominale.

En ne nous plaçant, bien entendu, qu'au point de vue qui nous intéresse aujourd'hui, je dirai

volontiers que les intestins constituent une masse
de replis enroulés et glissants sur eux-mêmes,
contenus et maintenus par une enveloppe abdominale triple.

Prenez trois enveloppes de lettres en papier
de diverses couleurs, une bleue, une blanche,
une rouge ; placez l'enveloppe rouge dans la
blanche, fermez ; placez le tout dans l'enveloppe
bleue et fermez. Si vous donnez un coup de
ciseaux qui coupe en travers par le milieu cette
enveloppe triple, la tranche de la coupe sera
analogue à notre figure 1.

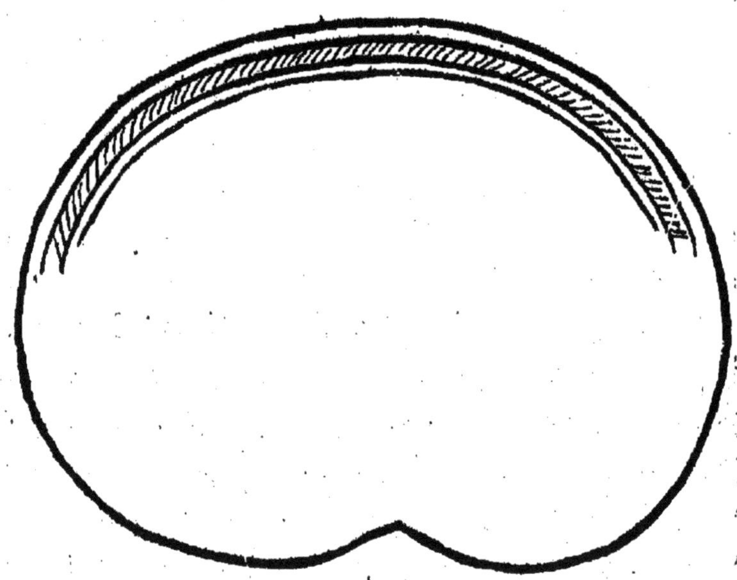

FIGURE 1. — Schéma figurant une coupe horizontale de la
cavité abdominale.

Le trait bleu représente la peau ; le trait rouge représente le péritoine ; les hachures noires représentent la
couche fibro-musculeuse ou moyenne de la paroi.

Il ne vous en faut pas plus pour comprendre facilement et ce que c'est que le sac de la hernie et comment se forment les hernies.

En effet : les trois enveloppes, c'est la paroi abdominale. La paroi abdominale est constituée par trois couches comme les trois enveloppes de la fig. 1 constituent, mises l'une dans l'autre, une seule paroi.

Ces trois couches sont :

La plus extérieure (en bleu sur la figure), la peau ;

L'intérieure (en rouge sur la figure), porte le nom de péritoine ;

Entre elles deux est une couche plus épaisse (en noir sur la figure), que nous appellerons fibro-musculaire, ou couche moyenne.

Or, de ces trois couches une seule, celle du milieu (en noir sur la figure), la couche fibro-mus-culaire, peut être considérée comme rigide, capa-ble seulement d'être rompue mais non pas de ployer. C'est aux dépens de cette couche moyenne que se font les solutions de continuité qu'amène un trop violent effort, tel par exemple que celui de porter un lourd fardeau. Si l'effort a dépassé la limite de ce que l'organisme peut supporter, la paroi abdominale craque et l'intestin s'engage dans la brèche, la hernie est faite. Ce craquement et cette déchirure ne se sont effectués qu'aux dépens de la couche moyenne, fibro-musculaire ;

elle seule s'est rompue parce que les deux autres couches (celles en couleur sur la figure), ne se rompent jamais, étant élastiques et susceptibles de se laisser distendre et de glisser.

Lorsque la solution de continuité de cette couche moyenne est effectuée, lorsque, profitant de cette brèche, l'intestin s'y précipite, il distend, fait glisser et entraîne en partie avec lui tout ce qui est, dans la paroi abdominale, susceptible d'être ainsi entraîné, c'est-à-dire les deux couches élastiques, soit le péritoine et la peau ; et tandis que l'intestin contenu dans l'abdomen est séparé de l'air extérieur par trois couches de tissus, par trois enveloppes, au contraire l'intestin hernié n'est plus enveloppé que par deux couches de tissu, n'a plus que deux enveloppes (puisque la couche moyenne s'est rompue), savoir : la peau extérieurement, doublée en dedans par le péritoine.

Cette disposition peut être comprise d'un coup d'œil en examinant la fig. 2. Sur cette figure on voit que la couche moyenne de la paroi abdominale n'existe pas dans les enveloppes de la hernie.

Eh bien ! C'est uniquement la plus interne de ces deux enveloppes de la hernie (en rouge sur la figure) que l'on qualifie du nom de « sac herniaire ». Le sac herniaire, donc, c'est du péritoine, c'est une petite calotte de péritoine dont s'est coiffé l'intestin au moment où il est sorti de la grande cavité abdominale avec effraction. Le sac herniaire, c'est la doublure intérieure de la

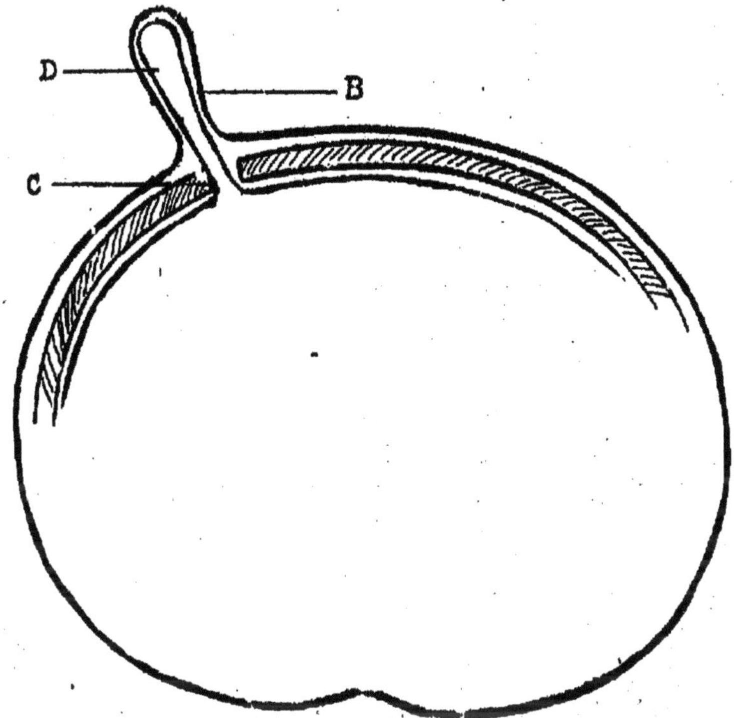

FIGURE 2. — Schéma représentant une coupe horizontale de la cavité abdominale sur un sujet porteur de hernie inguinale. Le trait de section passe immédiatement au dessus des pubis.

A. Cavité abdominale, circonstriste par trois enveloppes.

B. Cavité de la hernie circonscrite par deux enveloppes seulement, la couche moyenne n'existant plus à son niveau.

C. Point où s'est faite l'effraction de la couche moyenne, la rupture, dans laquelle l'intestin s'est engagé en chassant au devant lui la couche péritonéale, ou interne, et en s'en coiffant pour former le sac herniaire.

D. Sac herniaire.

peau des hernies. On peut comparer les enve loppes de la hernie à une blague à tabac : la doublure intérieure de la blague correspond au sac herniaire. Quant au tissu superficiel de cette blague, il correspond à la peau qui recouvre et cache le sac herniaire.

Or, quand le malade ou le médecin fait rentrer l'intestin, il n'a pas détruit la hernie pour cela, le sac herniaire ne suit pas l'intestin dans son mouvement de réduction, il reste formé sous la peau. Bien qu'il s'aplatisse et devienne alors peu apparent il existe cependant. Sa présence est donc une amorce perpétuelle pour une sortie nouvelle des entrailles et il est bien facile de concevoir que toute méthode de traitement qui ne fera pas disparaître cette loge herniaire est une méthode condamnée d'avance et nulle de plein droit.

II. — Qu'est-ce que l'épiploon herniaire ? — Lorque vous ouvrez un cadavre pour faire une autopsie, vous rencontrez sous la paroi abdominale une sorte de grand tablier graisseux qui descend de l'estomac jusqu'à la hauteur du pubis : c'est le grand épiploon (fig. 3).

Ce grand repli, aussi bien que les ligaments qui rattachent l'intestin aux parois de la cavité abdominale, tous ces liens sont constitués par un tissu élastique, lâche, éminemment extensible et susceptible de s'allonger presque indéfiniment.

Avec cette notion vous comprendrez que l'intestin puisse s'engager dans une solution de continuité de la paroi lorsque celle-ci vient à se produire, vous comprendrez non moins facilement que le

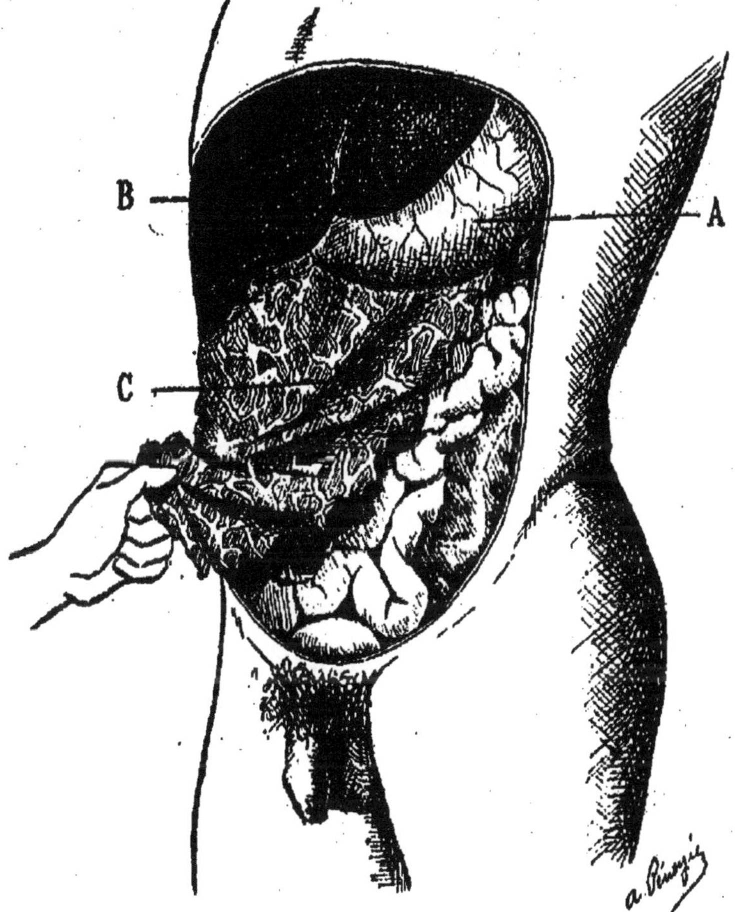

FIGURE 3. — Le grand épiploon ou tablier éploïque.

A, estomac ; B, foie ; C, grand épiploon dont on voit l'insertion antérieure à la grande courbure de l'estomac, et dont une main soulève la partie inférieure pour démontrer sa mobilité.

grand tablier épiploïque puisse s'engager aussi dans cette solution de continuité et c'est en effet ce qui arrive souvent. Les deux éléments qui constituent, d'une façon à peu près constante, le contenu de toutes les hernies sont des portions de l'intestin et de l'épiploon.

Il vaudrait même mieux signaler l'épiploon en premier lieu. Ce ne serait que justice; et cela non pas, comme on l'a écrit. parce que l'épiploon serait toujours l'avant-coureur des hernies. Si ce voile membraneux mérite parfois qu'on lui accorde une sérieuse importance en chirurgie herniaire c'est bien plutôt, suivant nous, à cause de la facilité avec laquelle l'épiploon, lorsqu'il est hernié, s'enflamme, s'épaissit et contracte des adhérences; les adhérences empêchent qu'on puisse le réduire et il contribue à constituer la masse pâteuse qui ne disparaît pas après la réduction de l'intestin, masse que j'ai signalée plus haut.

Le rôle de l'épiploon est donc important. Cela étant accordé, il convient, par contre, de ne pas exagérer cette importance. Si l'épiploon descend souvent dans les hernies il n'y descend pas toujours et il nous semble que certains opérateurs ont eu tort de généraliser la résection de cette membrane. C'est là un point sur lequel nous aurons à nous expliquer plus clairement lorsque nous serons arrivé au chapitre de la technique.

III

Dangers que court le hernieux.

Tout hernieux est essentiellement exposé à deux périls : l'un, qui peut l'enlever en quelques heures, c'est l'étranglement ; l'autre péril est lent, c'est l'accroissement continu et les perturbations de nutrition auxquelles expose l'immobilité.

DE L'ÉTRANGLEMENT HERNIAIRE.

Jamais la hernie ne guérit d'elle-même ; quelles que soient à cet égard les assertions intéressées, le malade ne se convaincra que trop de l'inanité de semblables espérances. Quand il aura usé ses ressources en achats divers, il se rendra compte que non-seulement ni bandages ni médicaments ne l'ont guéri, mais qu'ils n'ont même pas empêché la tumeur de s'accroître.

Il n'est qu'une seule espèce de hernies vis-à-vis de laquelle il ne soit pas entièrement déraisonnable d'attendre, ce sont les hernies des enfants de deux à quatre ans.

Si les grosses hernies entraînent avec elles une impotence presque absolue, si leur volume même en fait une effroyable infirmité que nul au monde ne conservera volontiers ; d'autre part on pensera peut-être que les moyennes et les petites hernies sont plus supportables, et que, en conséquence, il n'y a point lieu de les opérer puisque leur petit volume permet de les dissimuler.

Ce raisonnement est faux et a conduit plus d'un malade à sa perte. Cette catégorie de hernies est la plus dangereuse, c'est elles surtout qu'il importe d'opérer : *les hernies petites et moyennes exposent plus que d'autres à la mort par étranglement.*

Un jour, sans raison apparente, sans que rien ait pu faire prévoir cette complication, la hernie, auparavant docile, ne rentre plus. Il s'agit pourtant bien d'une hernie de volume moyen, petit même, d'une de ces grosseurs que le public considère volontiers comme bénignes. Cette bénignité n'est qu'apparente, on va le voir.

La hernie ne rentre plus. Ni le repos, ni la position allongée, ni l'absence de tout effort, ni les tentatives que le malade peut faire avec ses doigts pour la repousser, rien ne peut triompher de cette irréductibilité. Les attouchements ne réussissent qu'à éveiller de la douleur et à faire constater au niveau de la tumeur une tension et une dureté plus accentuées qu'elles ne l'étaient les jours précédents. Bientôt la douleur qui n'existait d'abord que sous la pression des doigts, va devenir spontanée, elle se fera sentir d'elle-même, sous l'influence du moindre mouvement.

Ce symptôme, l'irréductibilité, survenant pour une hernie qui rentrait habituellement, est typique, il suffit à lui seul pour faire diagnostiquer l'étranglement. Que le malade n'attende pas, qu'il se hâte d'appeler le chirurgien, sinon va se dérouler un cortège de symptômes des plus alarmants, dû à la constriction de l'intestin dans le trajet herniaire.

C'est qu'en effet, quelle qu'ait été la cause première de la constriction, une fois que l'irréductibilité est acquise, la constriction ne peut que s'accroître. Le cours du sang est arrêté dans les parois de l'intestin étranglé, aussi bien que le cours des matières. La terminaison d'un tel état de choses c'est la gangrène de l'intestin et sa perforation.

Le malade pâlit, sa face prend un aspect terreux tout spécial, ses narines se pincent, et les pommettes font saillie dans un visage émacié, aux yeux excavés.

Le malade se refroidit, sa température prise au thermomètre est au-dessous de la moyenne, les battements de son pouls sont plus rapides, sa respiration devient anhélante et oppressée. Les extrémités, les pieds, les mains, le nez sont glacés.

En même temps que s'établit cet aspect terrifiant, plus tôt encore quelquefois, le tube digestif qui ne fonctionne plus a réagi à sa façon.

A travers l'étranglement rien ne passe. Aussi, lorsque une ou deux selles ont vidé la partie d'intestin située au-dessous de la constriction, une constipation opiniâtre s'établit. Il y a parfois encore des envies d'aller à la garde-robe, quelques efforts sont faits, mais sans résultat. Aucune matière n'est rendue, bien plus, signe de premier ordre pour le diagnostic, il n'est émis aucun gaz par l'anus.

L'estomac, de son côté, continue à fonctionner et, les mouvements stomacaux ne pouvant arriver à forcer la barrière de l'étranglement, des vomissements surviennent, parfois accompagnés de hoquet. Les aliments seuls sont d'abord rendus ; puis, un peu plus tard, le malheureux patient a l'horrible impression de rejeter par la bouche ses matières intestinales. Ces vomissements « fécaloïdes » sont une matière jaunâtre, à odeur fade et repoussante que le malade vomit avec d'horribles nausées, et c'est en effet le contenu de la partie supérieure de l'intestin qui est ainsi expulsé.

L'affreuse situation s'aggrave de minute en minute, les forces sont abattues, à peine le malade pourrait-il se tenir assis dans son lit, bientôt il ne le peut même plus, ses yeux se ternissent, la mort vient et termine ce drame terrifiant.

Voilà à quelle fin lamentable s'expose le hernieux qui, par une crainte mal fondée, a repoussé l'opération.

La marche de ces accidents, la durée du temps qu'ils mettent à arriver à une terminaison fatale n'est point toujours la même. Variations fâcheuses au premier chef puisqu'elles contribuent à dérouter le diagnostic, puisqu'elles font perdre des instants précieux, puisque par une rémission momentanée des symptômes graves, elles paraissent autoriser le malade et son entourage à espérer une guérison spontanée alors que celle-ci est impossible ; et qu'elles laissent le patient passer sans secours de la période où la chirurgie l'eût encore sauvé à celle où tout secours devient trop tardif.

En effet, les formes cliniques de l'étranglement peuvent être rangées sous deux chefs différents : formes atténuées, formes suraiguës.

Quand la marche des accidents est *aiguë*, il n'y a guère possibilité de se tromper, étant données la violence des douleurs — soit au niveau de la hernie, soit colliquatives dans tout le ventre — les vomissements abondants avec nausées, la dépression rapide des forces, l'altération du facies qui se produit déjà dès le second jour Ou, du moins, s'il y avait possibilité de se tromper, ce serait pour confondre l'étranglement avec une maladie presque aussi grave, et cette erreur ne pourrait guère se commettre qu'en temps d'épidémie, nous voulons parler du choléra.

Nous avons vu personnellement à Paris de très rares cas de choléra ; pendant l'année 1892, voyageant en Hollande et en Belgique, nous avons traversé des foyers de choléra épidémique et nous avons pu, à Anvers, voir des matelots cholériques hospitalisés dans ce port de mer.

Or, il est des hernieux qui, lorsqu'ils sont pris d'étranglement ressemblent, à s'y méprendre, à des cholériques. Leur aspect général est le même, les téguments, au lieu d'être décolorés prennent, soit à la face, soit aux extrémités, cet aspect violacé qu'on a qualifié de cyanose. Comme chez le cholérique il survient dans les mollets et les pieds des crampes douloureuses et des contractures musculaires, les idées se troublent, la présence d'esprit disparaît ; les uns sont simplement et profondément prostrés, d'autres sont agités par des convulsions et par le délire.

Ce n'est pas tout encore. La coloration violette des téguments, les crampes, le délire plus ou moins violent sont des signes qui appartiennent au choléra, et l'on conçoit fort bien que leur juxtaposition à côté des vomissements, qui s'observent également dans les deux affections, puisse un moment faire hésiter le chirurgien.

Cependant, si les analogies s'en tenaient là, le diagnostic réel serait toujours posé. Il serait assuré par le symptôme important dont nous avons parlé plus haut en faisant la description de l'étranglement, savoir la constipation. Eh bien ! des cas ont prêté à la confusion : en 1876, la Société de chirurgie entendait relater les observations d'étranglements, herniaires dans lesquels les phénomènes intestinaux furent, non pas de la constipation, mais de la diarrhée. Et il ne s'agissait point là d'un bout intestinal inférieur se vidant à la suite de lavements, mais bien d'une véritable exhalation séreuse, durant jusqu'à la mort et analogue à celle du choléra.

Dans des cas semblables, le choix sera assurément difficile, et l'on conçoit toute l'importance que prend alors l'examen physique d'un tel malade et la découverte en un point de son corps d'une hernie qui ne rentre pas.

Je crois pouvoir affirmer qu'il est moins dangereux pour le malade d'être attaqué d'une de ces formes suraiguës que d'avoir à subir une forme atténuée. Dans le premier cas, la force des symptômes fera toujours appeler un médecin, il y a donc bien des chances pour qu'un conseil salutaire soit donné. Avec les formes atténuées, au contraire, il y a danger que le malade soit abandonné à lui-même.

C'est de ces *formes atténuées* qu'il nous faut

maintenant dire un mot. Si nous employons ce terme, « atténuées », nous n'entendons nullement par là les qualifier comme moins graves, et, si l'adjectif était d'usage en médecine, nous les appellerions plutôt formes « déguisées » ; ce sont des formes insidieuses parce qu'elles déroutent le diagnostic.

Tantôt l'erreur est causée par la lenteur de production des symptômes et par leur peu d'intensité au début. Il y a seulement quelques vomissements, assez rares, la connaissance n'est pas perdue, le facies ne paraît pas sensiblement plus altéré que celui d'un homme qui dort mal, personne ne s'inquiète donc. On s'inquiète d'autant moins que la hernie du malade dont nous parlons est une hernie grosse et que l'on s'est habitué à la voir ne pas rentrer régulièrement. C'est, en effet, avec cette catégorie de hernies que la marche des phénomènes est le plus souvent lente.

Quatre jours, cinq jours même s'écoulent dans cette sécurité trompeuse, et, c'est à ce moment seulement que se trouvent établis tous les signes d'un étranglement bien caractérisé.

Il est une autre forme plus insidieuse, et pour cela même plus dangereuse encore. C'est une forme qui mène à la mort en laissant espérer la guérison. Les symptômes ont eu un début franc et net, douleurs, vomissements, constipation, ballonnement du ventre ; tout cela survenant presque en même temps n'a pas permis à la famille de laisser le malade sans secours ; le médecin a été appelé et son diagnostic n'a pas pu s'égarer en présence d'un ensemble aussi net.

On est donc prêt à intervenir, le chirurgien a convoqué ses aides ; instruments, pansement, liquides antiseptiques, table d'opération tout est paré. Seulement, pendant le temps matériellement nécessaire à ces préparatifs, la maladie a disparu ; le cours des matières s'est réellement rétabli et les symptômes pathologiques n'existent plus. Enchanté, le malade décommande l'opération. — A peine le chirurgien a-t-il quitté le malade qu'une nouvelle constriction s'établit et que les symptômes alarmants reprennent de plus belle ; il faut recommencer tous les préparatifs. Si le chirurgien est expérimenté, il n'aura pas partagé la joie et les illusions du patient : il sait que de telles alternatives, de telles rémissions peuvent se produire plusieurs fois de suite au cours d'un étranglement herniaire.

COMMENT SE TERMINE L'ÉTRANGLEMENT HERNIAIRE

Soit que l'intermittence des symptômes avec leur haut et leur bas, leur mieux et leur plus mal ait trompé le chirurgien ; soit que la pusillanimité du malade et de sa famille ait été la plus forte, ou ne s'est pas décidé à opérer et l'on n'a employé que des moyens dits médicaux. Qu'arrive-t-il ?

— La réponse n'est que trop facile ; c'est la mort. Elle a bien des raisons de se produire cette terminaison fatale, et les mécanismes qu'elle emploie sont nombreux et variés.

Dans certains cas, avant même que des lésions matérielles n'aient eu le temps de se produire localement, le malade est emporté par des complications à distance survenant sur ses viscères centraux. Verneuil a signalé le premier, à la Société de Chirurgie, l'existence de congestions pulmonaires graves ; d'autres observations ont été publiées depuis ; on ne doute plus aujourd'hui qu'un porteur de hernie étranglée ne puisse périr par le poumon.

Il n'était pas besoin d'ailleurs de ces complications à distance pour amener la terminaison fatale. La situation est bien assez grave déjà au niveau de la hernie.

Le péritoine, irrité par l'arrêt du cours sanguin, intoxiqué par les microbes que dégagent à travers les parois de l'intestin les matières fécales, réagit et le malade est attaqué d'une péritonite mortelle.

Cette infection du péritoine à travers les parois intestinales n'a été, pendant longtemps, qu'une hypothèse. Il faut la tenir aujourd'hui pour une réalité scientifiquement prouvée. On pourra s'en convaincre en lisant les lignes ci-dessous, extraites

d'une communication de M. le docteur Bose au
Congrès de Nancy 1896 :

« Nous avons fait, M. Blanc et moi, dit cet
« auteur, des recherches cliniques et expérimen-
« tales sur l'intestin hernié ou engoué, sur la
« présence de microbes dans les parois de ce
« dernier et sur le mécanisme de la pénétration
« microbienne.

« Les altérations de l'intestin ont été étudiées
« sur des pièces fraîches, prises immédiatement
« après l'opération.

« Les lésions microscopiques principales se
« rapportent à la coloration, à la consistance et
« au contenu de l'intestin. La coloration varie du
« rouge vineux au brun noirâtre ; sur ce fond
« apparaissent des ecchymoses sous-péritonéales,
« sous forme d'un pointillé ou de taches de gran-
« deur variable ; elles sont rougeâtres, bleues,
« ardoisées, noirâtres, mais brillantes, car elles
« sont recouvertes par le péritoine. Elles siègent
« surtout sur le bord de l'intestin opposé au hile
« mésentérique et sont plus prononcées au sommet
« de l'anse. La muqueuse est rouge au début et
« présente un fin pointillé qui peut aller jusqu'à
« l'ecchymose volumineuse ; plus tard se mon-
« trent des taches hémorrhagiques noirâtres sur
« un fond desquamé ou ulcéré. La consistance et
« le volume suivent la marche de la coloration :
« distendue au début, l'anse devient plate, molle

« et friable quand les taches passent au rouge-
« noir; la perforation survient bientôt si l'obstacle
« persiste. Le contenu est, au début, du gaz
« mélangé à un liquide grisâtre; plus tard, c'est
« une sorte de purée sanguinolente ou franche-
« ment hémorrhagique.

« Les lésions histologiques, variables suivant
« la durée et l'intensité de l'étranglement, consis-
« tent dans l'infiltration, la desquamation puis la
« nécrose de la muqueuse. Des relations étroites
« unissent le processus de nécrose et le processus
« hémorragique : de là l'importance clinique des
« ecchymoses sous-péritonéales. La marche
« rapide de la nécrose hémorragique s'explique
« en partie par l'action du colibacille et de ses
« toxiques.

« La recherche des microbes dans la paroi
« montre que, lorsque les lésions sont légères,
« sans desquamation épithéliale, on ne constate
« aucun micro-organisme ni dans les tuniques ni
« à la surface du péritoine. S'il y a desquamation
« épithéliale et nécrose de la muqueuse, on trouve
« des bactéries dans la muqueuse, la sous-mu-
« queuse, à la surface du péritoine, dans les vais-
« seaux.

« Au point de vue du mécanisme de la péné-
« tration microbienne, tant que l'épithélium est
« intact, il joue le rôle de barrière infranchissa-
« ble. Lorsque la nécrose l'a détruit, en tout ou en

« partie, les microbes pénètrent facilement à tra-
« vers la muqueuse, le long des vaisseaux de la
« villosité, par voie vasculaire, etc.

« Les hémorragies et la nécrose doivent être
« considérées comme les deux facteurs essentiels
« et simultanés de la pénétration des bactéries
« dans la cavité péritonéale. Les ecchymoses
« sous-péritonéales des anses herniées ou engouées
« doivent éveiller l'attention du chirurgien et lui
« fournir des indications précieuses pour l'inter-
« vention ».

Les auteurs que nous venons de citer nous le
disent, la péritonite par infection, par passage
des microbes à travers les parois de l'intestin est
possible.

Le malade est exposé encore à bien d'autres
dangers.

L'intestin devient de plus en plus turgide et par
cela même de plus en plus serré. Or, aucun de nos
tissus n'est susceptible de supporter une striction
forte et prolongée sans périr : aussi tout autour de
la portion serrée, le sillon de l'étranglement se
mortifie, se gangrène, il en résulte à un moment
donné une perforation de l'intestin (*fig.* 4). Le
contenu de celui-ci se répand dans la cavité abdominale, la mort est foudroyante.

Nous n'ignorons pas que quelques auteurs reco-
piant tous l'observation d'un même cas à peu près
unique, ou tout au moins si infinitésimalement

rare qu'il ne saurait entrer en ligne de compte, ont signalé la possibilité d'une terminaison spontanée de l'étranglement herniaire autre que la mort, c'est

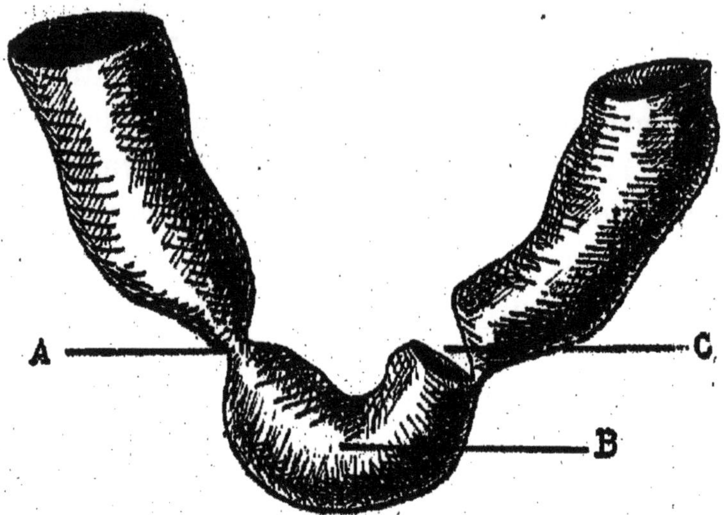

Figure 4. — Rupture de l'intestin gangrené au niveau du sillon de l'étranglement.

B, partie herniée de l'intestin ; A, C, sillon de l'étranglement ; C, perforation de l'intestin.

la terminaison par formation spontanée d'un anus contre nature.

On va voir par quelques mots d'explication que ce genre de terminaison n'est guère plus désirable que la terminaison mortelle puisqu'elle met le malade dans l'atroce situation de perdre à tout instant des matières fécales dans ses vêtements par un orifice nouveau situé sur la paroi antérieure du ventre.

Voici en effet ce qui s'est passé dans ces rarissi-
mes cas. La constriction exagérée de l'intestin par
l'anneau herniaire est la même que nous avons
déjà décrite : les tuniques résistent seulement un
peu plus longtemps, si bien que lorsque la perforation se produit, une inflammation de voisinage a
pu donner naissance à des fausses membranes qui

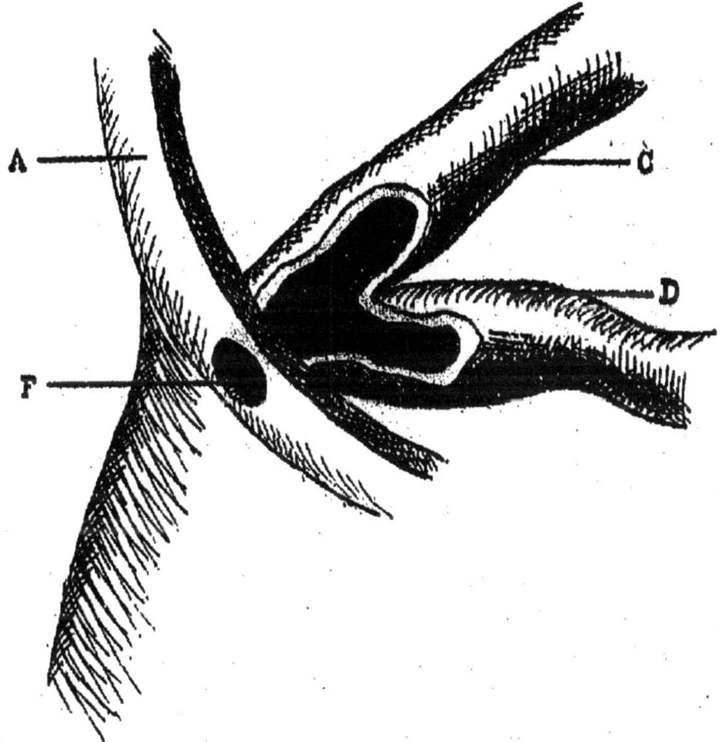

FIGURE 5. — Anus contre nature, résultant de la perforation d'une anse d'intestin gangrené.

A, paroi antéro-latérale de l'abdomen ; CD, intestin ;
F, perforation qui constitue l'anus contre nature, orifice
par lequel sortent les matières fécales.

ont emprisonné le lieu de l'étranglement comme dans une sorte de boîte, de véritable gangue. Aussi cette gangue nouvellement formée va empêcher les matières intestinales de se répandre dans la cavité de l'abdomen, c'est elle qui va les maintenir et les contenir au moment où l'intestin se rompt. Ces matières irritant les tissus font naître de la suppuration, un abcès se forme du côté de la peau ; cet abcès, on le conçoit, communique avec la cavité même de l'intestin ; désormais toutes les matières seront évacuées par cet orifice anormal, par cet *anus contre nature* (*fig. 5.*)

Dira-t-on que ce mode de terminaison de l'étranglement soit bien à désirer ? — Il l'est si peu, c'est une infirmité si répugnante, que plus d'un malade qui en était affecté a terminé, de désespoir, sa vie par le suicide.

Cependant, même atteint de cette infirmité repoussante, le malade a tort de désespérer. Il peut encore guérir s'il se décide enfin à recourir aux ressources de la chirurgie. Qu'on nous permette, pour le démontrer, de rapporter ici l'observation d'un cas de notre clientèle personnelle.

M. X....., négociant, âgé de 51 ans, nous est adressé par un de nos anciens opérés auquel nous avions pratiqué cinq ans auparavant la cure radicale d'une hernie crurale sans que la guérison se soit démentie depuis.

Ce nouveau malade, très cachectique, a la peau

de couleur terreuse, répand autour de lui une odeur infecte ; notre salle d'attente et notre cabinet durent être aérés après son passage. La maladie dont il était atteint explique suffisamment cette odeur : il porte, dans l'aine droite un anus contre nature, incontinent, avec prolapsus de l'intestin. L'interrogation nous permet d'en reconstituer l'histoire :

Atteint de hernie à droite depuis l'âge de 24 ans, ayant l'habitude de maintenir cette hernie avec un bandage, qu'il portait tous les jours et tout le jour, le patient fut néanmoins touché par l'étranglement il y a huit mois environ, malgré que la hernie rentrât très bien à l'ordinaire.

Ce fut, d'après ses dires, un étranglement avec rémissions. Une première fois, le médecin de son quartier appelé auprès de lui réussit à faire rentrer la hernie, mais les douleurs continuèrent. Pendant trois jours, le malade eut des selles régulières, il crut pouvoir se lever et sortir. Pris de faiblesse sur le boulevard, on dut le reconduire en voiture chez lui ; la hernie était dehors, malgré le bandage. Elle était plus volumineuse que d'habitude, très dure et tendue, excessivement sensible et douloureuse. Le même médecin, appelé encore, fit donner le chloroforme et s'efforça de faire rentrer la hernie par des tentatives de « taxis ».

Ces manœuvres sont le plus souvent très dangereuses. Ce pétrissage d'un intestin malade expose à le rompre, c'est ce qui a dû arriver au malade dont nous parlons ici, comme on va le voir.

La hernie, nous dit le malade, ne rentra pas bien après ces tentatives, elle était plus que jamais douloureuse, cependant il y avait une selle de temps à autre. Bien que se trouvant très souffrant, ne voulant absolument pas entendre parler d'opération, le malade restait dans cet état de demi-étranglement quand, vers le quinzième jour environ, il se forma un abcès à la racine de la hernie. Cet abcès étant ouvert, il en sortit du pus infect; quelques heures après il se produisit, par l'ouverture de l'abcès, une débâcle de matières fécales.

Depuis, cet anus artificiel remplit les fonctions d'un anus véritable; c'est donc à travers un orifice situé sur le ventre, vers sa partie inférieure, que le malade satisfait ses besoins. Horrible situation, on le comprend, et qui vint encore s'aggraver de la sortie permanente d'une portion d'intestin par cet orifice anormal il y a six semaines. Quand nous faisons déshabiller ce malheureux, nous trouvons sous son pansement huit centimètres d'intestin prolabé au dehors du ventre.

Le 14 janvier 1890, nous avons pratiqué, pour le guérir, une opération que nous ne voulons pas décrire ici, elle ne rentre pas dans le cadre de

notre travail. Qu'il suffise de dire que le bout
supérieur et le bout inférieur de l'intestin furent,
après avivement et après résection, suturés et
rentrés dans le ventre. Le cours normal des
matières s'est rétabli et la repoussante infirmité a
disparu. Les fig. 5 et 6 donnent une idée appro
ximative de la lésion et des résultats de l'opé
ration.

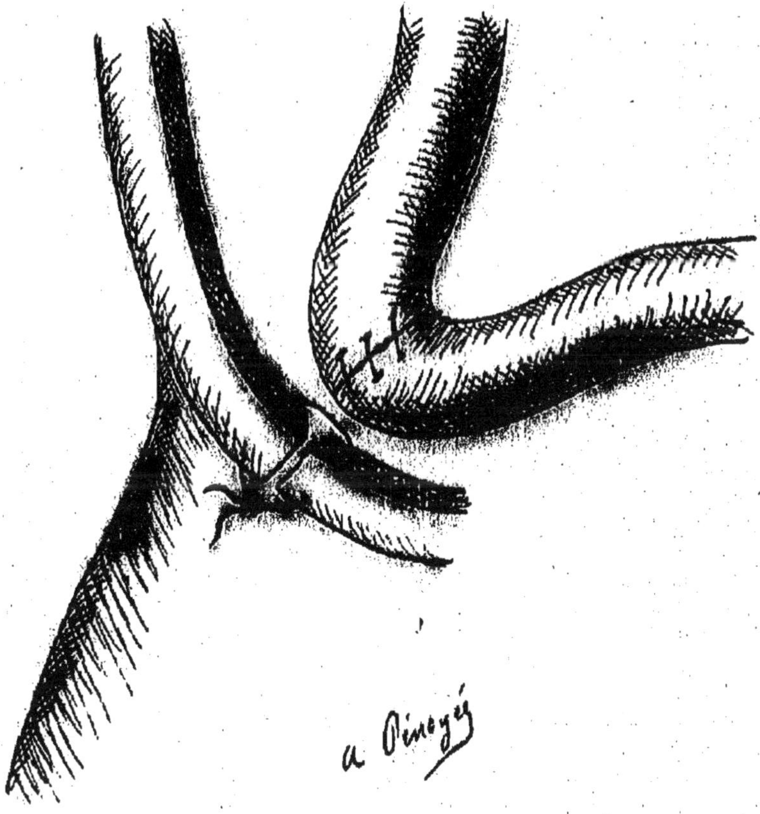

FIGURE 6. — Anus contre nature après restauration
chirurgicale.

L'ACCROISSEMENT CONTINUEL DE LA HERNIE. — Les énormes éventrations, les tumeurs herniaires descendant jusqu'au genou ont commencé par être de petites hernies ; ce fait démontre péremptoirement la tendance que les hernies ont à s'accroître.

Il faut le reconnaître, il y a quelques rares hernies que le bandage maintient bien et qui n'augmentent que lentement. Pour être très large dans nos concessions, nous nous dispenserons même d'émettre des doutes sur l'existence réelle de ces hernies bien maintenues ; nous ne parlerons pas de ces petites hernies, que l'on fait rentrer facilement, sur lesquelles on applique un bandage et qui, dès que l'on fait quelques pas, réapparaissent sous ce bandage et malgré lui ; nous ne rappellerons pas les douleurs et l'anxiété continuelles de cette situation, ni les adhérences, les inflammations dont elle est cause ; mais il n'est pas douteux que les petites hernies soient très sujettes à l'étranglement. C'est cet accident qui constitue la gravité spéciale des hernies de petit volume, tandis que la détérioration générale de la santé appartient plus particulièrement aux hernies d'un volume plus important.

Nous nous refusons à insister sur la disposition qu'ont les sujets porteurs de ces grosses hernies à contracter les maladies que Bouchard a englobées sous le nom de *maladies par ralentissement de la nutrition* ; et cela pour deux raisons : la première est que d'autres auteurs se sont étendus assez longuement sur la constatation de ce fait. Notre seconde raison tient à ce qu'il n'y a là rien de spécial à la hernie elle-même. Tout individu qui ne peut remuer, qui peut sortir à peine et qui a renoncé aux exercices corporels est par cela même candidat à *l'obésité, au diabète, à l'albu-minurie*, c'est vrai. Si l'on peut dire cela des porteurs de hernie, on peut le dire aussi bien des culs-de-jatte, des amputés de jambe et de presque tous les infirmes.

IV.

Indications opératoires.

Accablé par une infirmité qui le met dans une situation inférieure à celle de ses semblables, exposé à tout instant à des complications qui peuvent lui ravir l'existence, que va faire le malade ?

Va-t-il ne rien tenter ? Certes, il n'en est aucun qui se résigne aussi facilement. Tous essaient d'un traitement, mais c'est un traitement à la fois inefficace et dangereux. Il achète un bandage et se croit à l'abri. Funeste erreur. Le bandage maintient mal et incomplètement, le bandage irrite. Porter un bandage ne permet de se livrer à aucun exercice physique, d'où détérioration de la santé générale, amoindrissement de la force musculaire, apparition de maladies par ralentissement de la nutrition qui, indépendamment des complications locales et herniaires proprement dites seront par elles-mêmes une cause de mort. Ces complications locales, le bandage ne les empêchera d'ailleurs nullement ; la hernie sort à tout propos sous le

bandage (fig. 7), pendant ses sorties et ses rentrées alternantes, l'intestin est irrité, meurtri,
traumatisé par la pelote compressive, il s'en

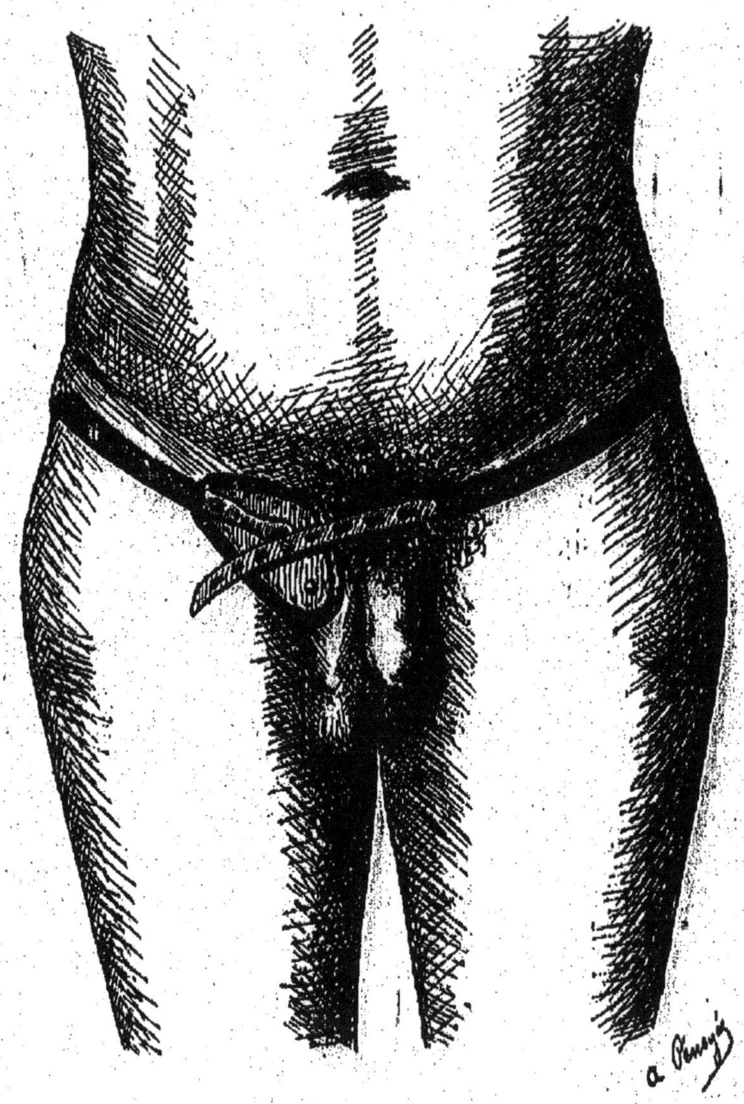

Figure 7. — Hernie sortie sous le bandage.

flamme et occasionne chez le patient de vives douleurs. Un jour cette inflammation aura atteint le degré nécessaire à un étranglement complet, c'est l'issue fatale en perspective. Si perfectionnée que puisse être un bandage, aucun n'amène la guérison. Aucun bandagiste n'aurait jamais gagné sa vie si les opérations de cure radicale, qui ont été faites de toute antiquité par les chirurgiens, avaient bénéficié comme aujourd'hui de la méthode antiseptique. Nous croirions encourager la pusil-lanimité des malades en les engageant à conserver un mal aussi dangereux.

Cette maladie ne peut être guérie que par une opération. Cette opération est simple, nettement catégorisée, les règles en sont bien établies. Nous ne craignons pas de la vanter et de la préconiser puisque nous ne vantons pas notre propre bien : ses règles se sont établies peu à peu, les successi-ves générations médicales y ont chacune apporté leur contribution et elle est arrivée aujourd'hui à un degré de perfection rare.

C'est en l'absence de tout symptôme d'inflam-mation ou d'étranglement, c'est avant qu'aucun accident local ne se soit produit qu'il faut opérer les hernies. Non pas que nous voulions dire que des accidents actuels d'étranglement ou les com-mémoratifs anciens d'une inflammation qui s'est plus ou moins dissipée contre-indiquent l'emploi de la chirurgie. Bien au contraire, ils n'en rendont l'indication que plus pressante. Mais attendre ces accidents pour demander le chirurgien est la plus grande marque de déraison. Lorsque des accidents sont survenus, s'il faut, par exemple, opérer une hernie étranglée, les résultats de l'opération ont toutes chances d'être moins bons. Qui donc pourrait prétendre que la guérison sera aussi facile avec un intestin congestionné et dont la vitalité a été compromise par stagnation du sang et des matières qu'avec un intestin sain ? Qui donc pourrait affirmer que la striction circulaire du tube digestif n'ira point jusqu'à la perforation ?

Et alors, en prenant les choses au mieux, que de complications dans les manœuvres opératoires ! Combien l'opération est plus longue si, au lieu d'avoir à rentrer un intestin sain il faut réséquer une portion d'intestin malade ou encore invaginer cette portion malade et faire sur l'intestin des points de suture pour ne pas le laisser exposé à une rupture secondaire.

On ne saurait le répéter trop souvent, de toutes les hernies qui doivent être opérées, les hernies sans accidents actuels sont dans les conditions les plus favorables pour supporter la chirurgie, et le malade doit s'empresser de profiter de ces bonnes conditions.

Il ne faut pas attendre, non seulement par crainte que les terribles complications de l'étranglement ne surviennent, mais aussi afin que l'immobilisation relative du sujet n'amène point chez lui comme chez tous les impotents l'obésité, les migraines, la dyspepsie, la gravelle et le diabète. Ces modifications de la constitution, dont la première entraîne la seconde ne peuvent que raccourcir l'existence.

Puisque l'accroissement de ces tumeurs est une loi presque fatale, doit-on au moins remettre l'opération jusqu'à l'époque où la hernie aura pas mal grossi ? — Pas davantage. Les petites hernies ne sont pas les moins dangereuses. Ce sont précisément celles qui sont habituellement bien contenues par le bandage, ou paraissent telles, qui donnent lieu aux accidents les plus subits de l'étranglement, alors que sous une influence bien souvent minime, une portion plus grande d'intestin que celle qui sort d'ordinaire s'engage dans l'anneau herniaire.

Les grosses hernies ne doivent-elles pas être opérées ? On ne saurait être aussi affirmatif.

Lorsqu'on opère des hernies volumineuses, on parvient pour un certain nombre de cas à faire rentrer l'intestin dans le ventre et à obtenir un bon résultat définitif. Il n'en est pas moins vrai qu'en présence de ces hernies énormes qui constituent une véritable monstruosité, les conditions sont bien changées.

On voit des hommes dont les bourses, contenant la hernie, descendent sur les cuisses jusqu'à mi-chemin du genou ; si l'on arrive, avec la plus grande peine, à faire rentrer une partie de cet intestin, on peut constater que le trou à la paroi abdominale n'est pas représenté seulement par un orifice dans lequel on pourrait mettre le doigt, mais par une brèche dans laquelle on introduirait le poing fermé.

L'évolution naturelle de toute hernie est l'accroissement progressif ; accroissement qui a ses inconvénients, puisque les masses d'intestin sorties habituellement finiront par perdre le droit de domicile dans le ventre, et que, d'autre part, l'impotence générale du sujet finira par devenir absolue ; on conviendra que c'est un triste résultat des hernies les plus simples et non compliquées. L'autre catégorie des hernies, celles qui sont petites et dont le volume ne semble pas augmenter, sont précisément celles qui exposent le plus aux mortels acccidents de l'étranglement subit.

De cette alternative, il faut conclure que *toute hernie doit être opérée, et qu'elle doit être opérée le plus tôt possible.*

Du moment que l'indication opératoire est ainsi comprise, il devient tout à fait inutile de suivre les auteurs dans l'énumération des convenances sociales qui créent des indications plus spéciales. En effet, lorsqu'on additionne ces indications spéciales, on s'aperçoit que les deux sexes y figurent, et cela par une raison bien simple, c'est que femmes et hommes sont également tarés au point de vue plastique par toute difformité. Peu importe à cet égard le sexe du malade ; hernieux et hernieuses sont égaux, ou peu s'en faut, devant l'étranglement et exposés sans cesse à la sortie brusque de la hernie et aux accidents qui peuvent suivre.

Puisque le hernieux n'a pas le droit de se livrer à un travail musculaire et de faire des efforts, il n'est que juste de remarquer que la hernieuse est exposée à des dangers plus grands au moment d'une grossesse et surtout d'un accouchement. Par contre, il est vraiment exclusif aujourd'hui de ne parler que du sexe masculin en disant que si l'on opère le riche pour qu'il puisse faire du sport ou être militaire, on opère le pauvre pour qu'il puisse travailler de ses mains et exercer une profession qui comporte soit la station debout, soit des efforts physiques. Ne rencontrons-nous pas dans les rues autant de pédaleuses que de pédaleurs ? Les vendeuses des grands magasins ne se tiennent-elles pas plus longtemps debout que les hommes employés dans les ministères ?

Combien de femmes ont des goûts actifs ! Combien d'hommes des goûts ou des professions sédentaires ! Que d'hommes sont femmes en ce point.

INDICATIONS CRÉÉES PAR CERTAINS ACCIDENTS

Ce que nous venons de dire sur la généralisation presque absolue des indications opératoires diminue beaucoup l'importance qu'accordaient les anciens à la distinction entre l'étranglement vrai et l'engouement. Certaines hernies ne rentraient pas ou rentraient mal, qui cependant n'étaient pas pour cela des hernies étranglées. Distinction capitale, puisque les chirurgiens, tributaires alors des dangers de la chirurgie sale et septique, opéraient les étranglements vrais, la mort imminente leur forçant la main, tandis qu'ils abandonnaient au taxis et au bandage les faux étranglements.

De nos jours, reprenant la question par l'autre extrémité, nous dirons : puisque la hernie simple et sans aucun accident doit être opérée, à plus forte raison la hernie qui se complique doit-elle l'être.

Que ces accidents soient ceux de l'inflammation et de l'ancien engouement ; qu'ils soient dus à des adhérences épiploïques, que l'élément douleur soit prédominant parce que le testicule est encore haut placé et fixé dans le trajet herniaire ; ou bien que ce soit le contenu trop volumineux ou spécial qui s'oppose à la rentrée ou à la contention du paquet herniaire, au point de vue opératoire, les indications seront les mêmes. L'indication opératoire, en présence de ces hernies irréductibles si bien classées par Follin et Duplay (1), non seulement persiste mais n'est que plus urgente ; et l'inutilité, l'inapplicabilité du bandage, ses dangers considérables sautent aux yeux de l'homme le moins prévenu.

CONTRE-INDICATIONS

Il ne viendrait à l'esprit d'aucun chirurgien de pratiquer sans urgence absolue et immédiate quelque opération que ce soit sur un sujet qui est condamné à une mort prochaine de par son état général. Une seule exception, celle où l'intervention s'adresse à la cause même de la dépression de la santé, comme, par exemple, s'il s'agit d'extirper un organe cancéreux, et si l'on conserve quelque espoir d'une reviviscence post-opératoire. Si le bistouri s'arrête devant ces malades, c'est non seulement à cause de l'inutilité certaine de toute tentative, c'est aussi à cause de la trop faible résistance offerte au traumatisme opératoire.

C'est là une loi générale de la chirurgie. Elle est si profondément gravée dans l'esprit de tous nos Collègues qu'elle est observée, pour ainsi dire, instinctivement. Tous les cachectiques sont

(1) Follin et Duplay, *Traité de pathologie externe*, Masson, 1893, t. vi.

respectés, qu'ils soient albuminuriques, tuberculeux ou diabétiques ; et l'on sait aussi que certains états du cœur ou du poumon, tels les insuffisances et les rétrécissements valvulaires, tel l'emphysème, exposent à des dangers au cours de l'anesthésie. Donc, si quelque opération a été pratiquée parfois chez des malades de la première ou de la deuxième catégorie, elle ne l'a été qu'en toute connaissance de cause et parce que des accidents pressants ont forcé la main du chirurgien.

Ces contre-indications, absolues ou relatives, sont d'ordre général ; toute chirurgie y étant soumise, il s'ensuit que l'opération de la cure radicale herniaire n'y échappe pas. Elles devraient faire l'objet d'un chapitre de pathologie qu'on intitulerait, si l'on veut : « Contre-indications des opérations en général » ; elles ne méritent pas de figurer spécialement dans le chapitre des « Contre-indications de la cure radicale ».

Il reste, comme spécial à la hernie, deux contre-indications (1) :

1° Ne pas opérer les hernieux qui font des hernies partout ; nous admettons sans discuter.

2° Écarter les sujets d'âges extrêmes, savoir, les vieillards après cinquante ans (1) et les enfants au-dessous de six à sept ans (1) ; cette seconde

____

(1) L. CHAMPIONNIÈRE. — *Cure radicale des hernies.* Rueff et Cⁱᵉ.

proposition ne saurait être acceptée sans discussion.

Pour les vieillards, il nous semble que cinquante ans est une limite bien stricte. Certes, le mieux pour combattre la contre-indication ainsi posée, serait d'apporter un grand nombre de cas de cures radicales réussies et guéries après cet âge. Ce genre de preuves nous manque, il est vrai ; cependant s'il nous est permis de raisonner par analogie, nous ne pouvons croire que l'opération de la cure radicale soit plus grave et plus difficilement supportée que tant d'opérations abdominales réussies, soit par nos collègues en chirurgie, soit par nous-même sur des sujets ayant dépassé cet âge. S'il fallait absolument fixer une limite en chiffres d'années, nous pensons qu'on pourrait la reporter au delà du chiffre de cinquante, surtout si le malade est bien conservé.

Laissant les vieillards et venant aux enfants, lisons ce que dit Félizet (1), répondant à l'interdiction jetée par Championnière :

« En ce qui concerne la pratique de l'opération
« radicale, nous avions d'abord accepté l'opinion
« que l'opération chez les tout petits était une
« imprudence, et cette imprudence, nous ne nous
« sommes décidé, dans les premiers temps, à la
« commettre que devant les menaces d'un danger

____

(1) FÉLIZET. *Les hernies inguinales de l'enfance*, p. **213**.

« manifestement plus grave que celui que notre
« intervention pouvait entraîner.

« Après plusieurs opérations, nous avons com-
« pris que ceux qui proscrivent l'opération chez
« les enfants du premier âge ne l'ont pas prati-
« quée et la critiquent sans la connaître.

« Il y a plus : nous n'avons pas tardé à nous
« convaincre que le succès est d'autant plus
« assuré, les résultats d'autant plus fermes, que
« l'action porte sur des enfants plus jeunes.

. . . .

« Nous avons déclaré que les hernies que
« le bandage ne guérit pas sont justiciables
« de l'opération. Dans cette catégorie, les hernies
« de la première année de la vie occupent une
« place importante, car le bandage est alors
« impossible à appliquer et à maintenir. Fut-il
« même possible de l'appliquer, il aurait de
« grandes chances d'être inefficace, car ces her-
« nies sont souvent des hernies dépendant d'une
« malformation du trajet.

« L'action chirurgicale est indiquée contre
« elles autant par le devoir de prévenir une
« infirmité progressive jusqu'à la monstruosité
« que par la certitude des beaux et solides succès
« que l'art obtient à cette période de la vie....

« C'est entre la deuxième et la quatrième année
« que le traitement méthodique avec le bandage

« donne les résultats les plus beaux : oblitération
« parfaite du collet, occlusion de l'anneau.

« Si, après une douzaine de mois d'application
« sévère du bandage, porté nuit et jour, les
« anneaux demeurent larges, on ne saurait pas
« croire à la guérison, quoique la hernie ne sorte
« plus.

« Le collet du sac peut être fermé ou rétréci,
« mais la brèche inguinale persiste et le point
« faible, qui n'est pas soutenu, reste toujours
« exposé à céder un jour ou l'autre. »

En fait de contre-indications, cet auteur, rejetant celles tirées de l'âge, n'admet que celles tirées de l'état général : scrofulose, adénopathie trachéo-bronchique, rachitisme en pleine évolution, tuberculoses osseuses, suppurations.

Frœlich (1) (de Nancy) préconise l'opération chez les nourrissons quand le bandage est resté inefficace.

On voit donc que les indications et contre-indications ont subi des modifications dans ces dernières années. La liste d'indications donnée par les auteurs méritait d'être révisée.

(1) Frœlich. XI° Congrès de chirurgie de Paris.

V

Précautions préliminaires à l'opération

Si le chirurgien est appelé pour une hernie
étranglée, il est un certain nombre de précautions
préliminaires que l'urgence du péril et que l'im-
perméabilité de l'intestin lui rendront difficiles.
Toutes les fois qu'il en sera autrement, c'est-à-
dire lorsque l'opération sera faite de sang-froid,
à tête reposée, pour une hernie non-compliquée
d'étranglement, il sera bon de purger le malade
la veille de l'opération, au moyen d'une eau miné-
rale administrée le matin et d'un lavement pur-
gatif donné le soir.

Faut-il le faire baigner ? — L'utilité de cette précaution a été contestée ; des auteurs ont craint
que le bain ne prédisposât à un refroidissement
et à des complications pulmonaires. Quant à nous,
nous donnons un bain alcalin et savonneux de
très courte durée, toutes les fois que la saison n'est
pas très rigoureuse et que les poumons ne

présentent aucune prédisposition particulière à s'irriter.

L'alimentation sera très légère pendant cette journée préparatoire. Le matin de l'opération on ne donnera ni à manger ni à boire.

L'appareil instrumental est simple et peu effrayant. Il suffit d'avoir :

Un masque si l'éther est préféré au chloroforme pour l'anesthésie ;

Un rasoir pour nettoyer la région ;

Des pinces à disséquer, avec et sans dents ;

Quelques pinces hémostatiques ;

Deux pinces longuettes ;

Deux grandes pinces-clamps ;

Un bistouri ;

Des ciseaux coupant bien ;

Les matériaux habituels pour les sutures.

Le lit opératoire est placé dans un bon jour, non loin des fenêtres et de façon que l'on puisse tourner tout autour. Le jour nous a paru le meilleur possible lorsque, le malade étant couché, ses pieds étaient dirigés du côté des fenêtres, et la tête vers la paroi opposée. Si l'on juge utile d'employer le plan incliné, la disposition de la table devrait être tout opposée.

Quatre aides sont utiles. Le chirurgien et ses aides se placent de la façon suivante :

Le chirurgien au niveau du point à opérer et du côté malade ; en face de lui l'aide le plus expérimenté. Il lui sera d'un précieux concours pour les points de suture.

Un second aide est chargé uniquement d'endormir le malade ; il ne doit s'occuper de rien d'autre. Il est placé à la tête du lit.

Le troisième aide est préposé aux instruments ; on pourrait proposer de le supprimer, puisque la table aux instruments peut être placée à portée du chirurgien. Si l'on veut aller vite, pour s'éviter l'ennui d'enfiler des aiguilles ou de préparer des fils à ligatures, mieux vaut recourir à son assistance.

Un quatrième aide, enfin, qui n'est pas forcément un médecin, est chargé des liquides et des objets de pansement.

Toutes les attributions étant bien délimitées, l'aide n° 1, après s'être préalablement désinfecté, assisté de l'aide n° 3 qui flambe à l'alcool les plats, bols et récipients divers, dispose les instruments dans ces récipients remplis de solution phéniquée forte :

Pendant ce temps on commence à endormir le malade, dans son lit si l'on se sert de chloroforme, sur le lit opératoire si l'on emploie l'éther.

Un aide rase la région ; il se désinfectera soigneusement ensuite. Aides, chirurgien, malade, seront dûment aseptisés, alors seulement on procédera à l'opération.

Ces précautions d'antiseptie et d'aseptie n'ont .

rien de bien spécial ; elles sont indispensables ici au même titre qu'avant les opérations abdominales proprement dites. C'est pourquoi nous n'en avons donné qu'un résumé fort court, passant sous silence la désinfection des instruments, etc.

VI

Technique opératoire

Les chirurgiens contemporains se sont disputé, non sans une certaine âpreté, la paternité des méthodes opératoires.

M. Félizet, parlant de « cet auteur qui ne cite personne et que nous citons » (1) s'exprime ainsi qu'il suit (2) :

« M. Lucas-Championnière, dans la partie de « son volume intitulée *Principes de ma méthode,* « nous parle, comme s'il l'avait découverte le pre- « mier, de la nécessité d'isoler le sac herniaire « pour obtenir une guérison définitive.

« Je ne serais même pas étonné que ce chirur- « gien laborieux ait fini par se persuader ingé- « nument qu'il est l'inventeur de l'opération radi- » cale des hernies.

(1) FÉLIZET, *loco citato*, p. 220.
(2) FÉLIZET. *loco citato*, p. 229.

« En réalité, le précepte de la dissection par-
« faite et exclusive du sac herniaire n'appartient
« ni à M. Chiene, ni à M. Ball, ni à M. Lucas-
« Championnière. Il est aussi vieux que le traite-
« ment des hernies par l'extirpation avec le bis-
« touri.

« Voici comment un chirurgien dont nous ne
« pouvons ni blesser la vanité ni troubler la
« modestie, car il y a presque deux cents ans
« qu'il est mort, pratiquait la cure radicale ». Ici
l'auteur cite le livre de Laurent Heister, les
Institutions de chirurgie (t. II, p. 200 de l'édi-
tion française de 1771) ; livre parlant d'une description de cure radicale par Sermesius, médecin
d'Amsterdam. Dans cette description figure tout
au long la dissection, la ligature et la résection
du sac. Encore Sermesius avoue-t-il n'en être pas
l'auteur, mais l'avoir vu pratiquer en Russie.

Ainsi s'exprime M. Félizet. Quant à nous, sans
avoir à nous porter juge sur des questions de
priorité qui nous laissent parfaitement indifférent,
nous sommes forcé par la vérité de reconnaître
que la cure radicale est aussi ancienne que notre
ère, puisque Celse, au premier siècle, la pratiquait
déjà, « prenait bien soin de ne point offenser le
testicule et réséquait le sac (1). » Nombreux sont
les procédés opératoires que les chirurgiens des

(1) P. Segond, Cure radicale des hernies, *th.*, 1883.

diverses époques ont successivement imaginés puis abandonnés.

Un autre reproche est adressé à M. Championnière par Bassini (1), dans les termes suivants :

« Championnière propose et déclare, sans autre
« raison, indispensable l'usage du bandage après
« l'opération pour la cure radicale de la hernie et
« l'appelle un élément de la cure. A la page 91
« il conclut : « *Enfin, la persistance de la cure*
« *résultera des soins donnés au patient, du*
« *mode de protection puis de l'application des*
« *bandages appropriés, faciles à porter et à*
« *surveiller.* »

Pour cette raison et ne voulant pas considérer comme radicale une cure après laquelle il faut porter bandage, Bassini renonce à l'opération de Championnière et invente une méthode que nous aurons à décrire.

Il nous semble équitable, puisque nous citons ici et plus loin les objections qui font aujourd'hui abandonner le *modus faciendi* de M. Championnière, de rappeler qu'à ce chirurgien revient, par contre, le mérite bien réel et non sans valeur d'avoir utilisé l'avènement de l'ère antiseptique pour attirer de nouveau l'attention sur la cure

____

(1) BASSINI. Nuovo metodo per la cura dell'ernia inguinale. Padova.

radicale tombée depuis longtemps dans un oubli dû aux dangers de la chirurgie sale. C'est lui, croyons-nous, qui a donné à la cure opératoire une réviviscence dont les nombreux travaux contemporains ne sont que la conséquence et la suite. Certes, la chirurgie se perfectionnera tous les jours, et nos enfants opéreront autrement que nous ; malgré cela, les efforts et les travaux de leurs anciens n'auront pas été inutiles.

Nous adoptons l'opération de Bassini. Elle consolide bien la paroi de l'abdomen. Cette méthode elle-même n'appartient spécialement à cet auteur que pour un seul des temps qui la composent ; nous avons légèrement modifié ce temps pour obtenir une solidité plus parfaite encore de la paroi.

Prenons un type simple pour notre description : soit la hernie inguinale qui ne contient que de l'intestin et de l'épiploon sans négliger les rapports avec le testicule et le traitement de celui-ci.

C'est en réfléchissant à la façon dont se forme une telle hernie que l'on pourra adopter un plan opératoire rationnel : les mêmes tissus qui ont péché dans la première hernie seraient, après une intervention insuffisante, en faute une nouvelle fois pour former une récidive.

Les enveloppes de la hernie sont la peau, et le sac herniaire ou péritoine hernié. Voyons comment nous allons agir sur ces enveloppes.

Sac herniaire. — On agira sur le sac en le supprimant, afin de ne pas laisser une cavité préformée, prête à accueillir de nouveau tout organe qui tenterait la sortie de l'enceinte abdominale. Sans doute il faut, pour arriver à ce but, disséquer le sac dans toute sa hauteur et ne point se contenter de le séparer négligemment des tissus voisins; mais il importe de ne rien exagérer et de n'aller pas se figurer que pour éviter de laisser un *infundibulum* tentant pour l'intestin, il faille se livrer à de violentes tractions. En premier lieu, la dissection haute du sac sera toujours facile pour l'opérateur qui aura préalablement ouvert toute la hauteur du trajet inguinal en fendant l'aponévrose du grand oblique. En second lieu, le péritoine est essentiellement une membrane molle, dépressible, glissante, n'ayant aucune solidité par elle-même et, lorsqu'il se forme un infundibulum sur le péritoine, c'est au niveau d'une dépression de la paroi fibro-musculaire. Si l'on a réséqué tout le sac et bien suturé les muscles, on peut s'affranchir de la *crainte exagérée de l'infundibulum.*

Trajet inguinal. — Il ne faut donc pas se leurrer : s'il est logique de réséquer le sac, on doit convenir que la restauration de la couche musculo-fibreuse prime toute l'opération de la cure radicale. Elle prime l'opération parce que, seule, une bonne restauration musculo-fibreuse empêchera la récidive. Si les sutures musculo-fibreuses lâchent, qu'importe que vous ayez disséqué et réséqué tout le sac puisque le péritoine ne demande qu'à reformer un nouveau sac! Qu'importe que vous n'ayez pas laissé d'infundibulum péritonéal, la hernie récidivera quand même! C'est ce qui explique que certains opérateurs lient le sac sans le réséquer ; pour nous, qui croyons la résection préférable, nous tenions à ajouter que cette résection elle-même ne peut donner des résultats durables que si l'impulsion intestinale rencontre un obstacle plus solide que le péritoine : cet obstacle infranchissable, la paroi musculo-fibreuse bien restaurée sera chargée de le fournir. C'est sur la restauration de la paroi musculo-fibreuse que porte aujourd'hui tout l'intérêt de l'opération.

Et c'est à ce temps fibro-musculaire que nous proposerons des modifications personnelles qui seront décrites plus loin.

Epiploon. — Vient maintenant le contenu hernié représenté le plus souvent par l'épiploon et l'intestin. Contre l'intestin, rien à faire lorsqu'il est sain ; on le rentre simplement. Il n'en est pas de même de l'épiploon : ce tablier membraneux, très mobile dans le ventre, très volumineux, devrait, à en croire M. Championnière, être considéré comme l'avant coureur des hernies ; il serait un facteur des plus importants dans la production de la hernie, et aussi dans ses accidents et dans ses récidives post-opératoires.

Il produirait la hernie parce que, bien plus encore que l'intestin, c'est lui qui usant de sa grande laxité et de ses facilités de glissement, viendrait sans cesse battre l'endroit faible de la paroi abdominale. C'est lui, si une petite fissure à cette paroi existe, qui se glisserait le premier dans cette fissure et l'agrandirait.

Il gênerait la guérison opératoire par son seul volume chez les personnes grasses, car la graisse qu'il porte tiendrait, dans la cavité de l'abdomen, une place importante prise au détriment du paquet intestinal.

Il serait pour beaucoup dans les accidents herniaires parce que c'est lui qui s'enflammerait et s'irriterait le premier ; qui, une fois adhérent deviendrait douloureux et formerait des cordes susceptibles d'étrangler l'intestin et d'y arrêter le cours des matières.

M. Championnière expose, avec plus de talent, les raisons ci-dessus et en conclut à l'utilité de réséquer le tablier épiploïque dans tous les cas. Les tractions qu'on exerce sur le tablier épiploïque pour l'attirer au dehors, permettent en outre de vérifier s'il y a des adhérences au collet ou au-dessus de celui-ci et de les détacher.

C'est, si je ne me trompe, M. Championnière qui s'est fait le champion et le pionnier *de la résection quand même* et dans tous les cas du grand tablier épiploïque chez l'adulte hernieux, et je crois, quant à moi, que c'est trop vouloir généraliser un temps opératoire, très facile à exécuter sans doute, et que si la résection du grand tablier épiploïque est parfois utile, elle est, d'autres fois, absolument inutile et qu'elle peut ne pas être sans inconvénients ultérieurs au point de vue de la situation du gros intestin et de la mobilité de l'intestin grêle.

Personnellement, nous faisons la résection de l'épiploon lorsque nous le trouvons dans la hernie, ou bien lorsque ayant ouvert le sac et le trouvant vide nous arrivons à nous convaincre, par un attentif examen, qu'une partie du tablier épiploïque a dû, pendant la station debout, descendre dans ce sac qui ne s'est vidé que grâce à la position horizontale. A fortiori nous réséquons l'épiploon adhérent dans le sac et enflammé. Dans ces cas, il n'est pas douteux que l'épiploon ne soit coupable des divers méfaits constatés; c'est pour en éviter le retour qu'on opère la résection.

Mais doit-on, dans tous les cas, attirer le tablier épiploïque en allant le chercher dans le ventre afin d'en réséquer une grande partie ?

Il y a à cette ablation systématique les inconvénients suivants : 1° Si l'on exerce, pour attirer l'épiploon, de fortes tractions, on tire en même temps sur le gros intestin, on le déplace et on peut arriver à produire une coudure sur le côlon transverse ; 2° Ma pratique personnelle des opérations abdominales me met absolument d'accord avec la majorité des chirurgiens pour reconnaître que la continuité des revêtements péritonéaux est la meilleure condition qui évite après les opérations toutes traces d'adhérences post-opératoires entre les viscères, et qui permet la plus prompte guérison.

Pourquoi donc créer sur un épiploon sain des surfaces de section, peu étendues c'est vrai, mais inutiles et qui peuvent adhérer aux organes voisins. Pourquoi surtout, supprimer derrière la paroi abdominale antérieure ce revêtement séreux que j'appellerai par un néologisme qu'on me pardonnera, « cette grande bourse séreuse » destinée à faciliter les mouvements de l'intestin grêle ? Croit-on que les circonvolutions intestinales seront mieux placées si leur contact avec la paroi abdominale est direct. La suppression du tablier épiploïque est mauvaise en soi. Des adhérences pathologiques peuvent être dues au chirurgien qui aura appliqué contre l'intestin la section de l'épiploon, préalablement touchée à la solution phéniquée forte et ainsi spoliée de son épithélium.

Testicule. — Jamais nous ne supprimons le testicule. Il n'est pas douteux que les empiriques d'autrefois se donnaient, en faisant la castration au cours de la cure de la hernie, de grandes facilités. Il est néanmoins préférable de conserver un organe qui peut être considéré comme essentiel. Si donc le testicule est au fond du scrotum, rien de plus facile que de lui conserver une séreuse en ne disséquant qu'une portion du sac et en en laissant le fond. Si le testicule est plus haut et accessible au doigt, dégagez-le de ses adhérences.

Si vous ne le trouvez pas du premier coup, il est encore dans le ventre, il y a cryptorchidie, vous devez trouver l'organe attaché au canal inguinal.

Toutes les fois que le testicule n'est pas dans le scrotum, le devoir du chirurgien est de s'efforcer de l'y faire descendre et de l'y fixer. Point n'est besoin de décrire de technique pour un temps aussi simple.

Manuel opératoire. — Pour la commodité de la description, je diviserai le manuel opératoire en quatre temps, savoir : temps de l'incision, temps de l'épiploon, temps du sac, temps du mur fibreux.

I. — *Temps de l'incision.* — L'incision intéressera successivement et de dehors en dedans :

la peau, la paroi antérieure du trajet inguinal, le
péritoine.

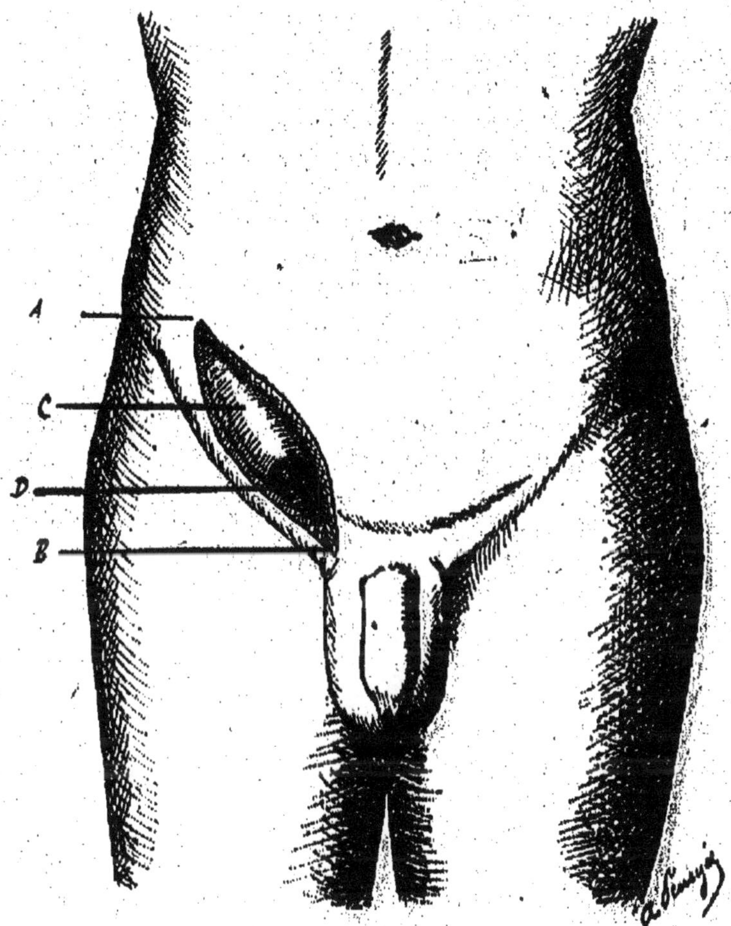

FIGURE 8. — Situation de l'incision cutanée pour cure de
la hernie inguinale droite.

A, B, extrémités de l'incision à la peau; C, aponévrose
du grand oblique; D, orifice inférieur du trajet inguinal,
à travers lequel le cordon spermatique et la hernie font
issue sous la peau.

α. — L'incision à la peau (*Fig.* 8) ne doit point être faite sur les bourses. Toute l'opération devant se passer au niveau du trajet inguinal, on prendra pour point de repère l'orifice externe de ce trajet, parfaitement accessible à travers la peau, anneau dont on peut déterminer la situation en y enfonçant l'extrémité d'un doigt. L'incision sera

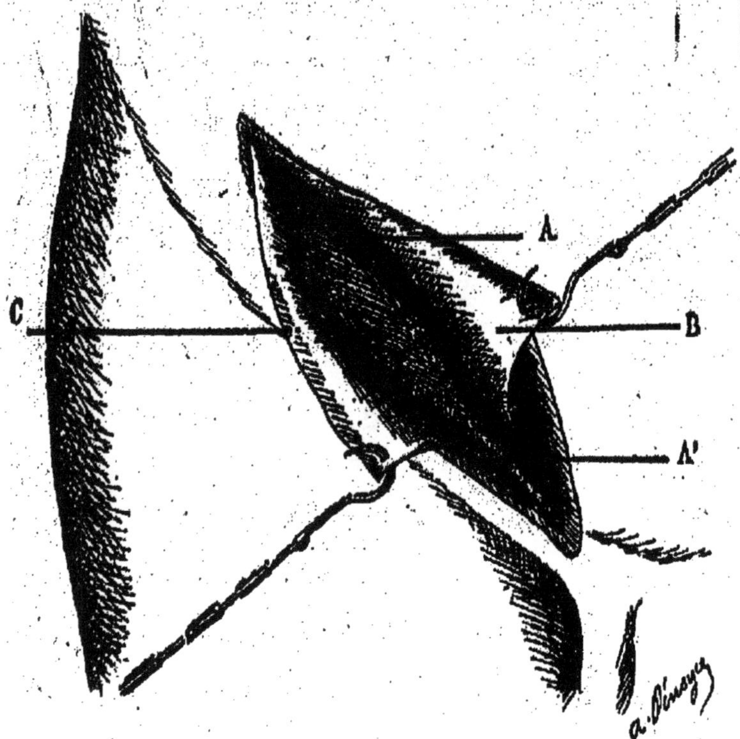

FIGURE 9. — Incision de l'aponévrose du grand oblique dans les procédés anciens.

C, volet inférieur de l'incision, récliné en bas; B, volet supérieur, récliné en haut; A A. cordon spermatique couché dans le trajet inguinal, et mis a découvert par l'incision de la paroi antérieure de ce trajet.

haut placée, oblique et dirigée de haut en bas suivant la hauteur et la direction du trajet inguinal, dont elle dépassera l'anneau inférieur d'un centimètre environ. En haut elle s'étendra bien plus haut que cet orifice externe, de façon à bien mettre à nu le trajet inguinal.

β. — Incision de la paroi antérieure du trajet inguinal (*Fig.* 9). Ce trajet doit être fendu à peu près dans toute sa hauteur; il est inutile de placer avant l'incision les pinces qui sont destinées à le répérer. L'incision faite, on aura sous les yeux, un triangle isocèle dont les deux côtés égaux seront représentés par les deux tranches fournies par la section et dont la base, absente, se trouverait au niveau de l'anneau inguinal inférieur détruit.

γ. — L'incision au péritoine sacculaire n'est pas aussi difficile qu'on a bien voulu l'écrire. Le sac fait toujours partie intégrante du cordon; c'est dans le cordon et à sa partie antérieure qu'il faut l'aller chercher (*Fig.* 10). Lorsqu'on est sûr de l'avoir trouvé et séparé des organes voisins, en particulier des éléments du cordon, on peut alors l'ouvrir. Une large ouverture est inutile, il suffit qu'elle permette l'introduction du doigt indicateur. Par ces incisions successives qui, en réalité, n'en constituent qu'une seule, faite couche par couche, le contenu de la hernie se trouve à découvert et le chirurgien peut constater « de visu » l'état des organes qui sont descendus dans cette poche herniaire, c'est-à-dire, puisque nous prenons un type courant, l'état de l'intestin et de l'épiploon.

Assurément, si l'on opérait pour une hernie

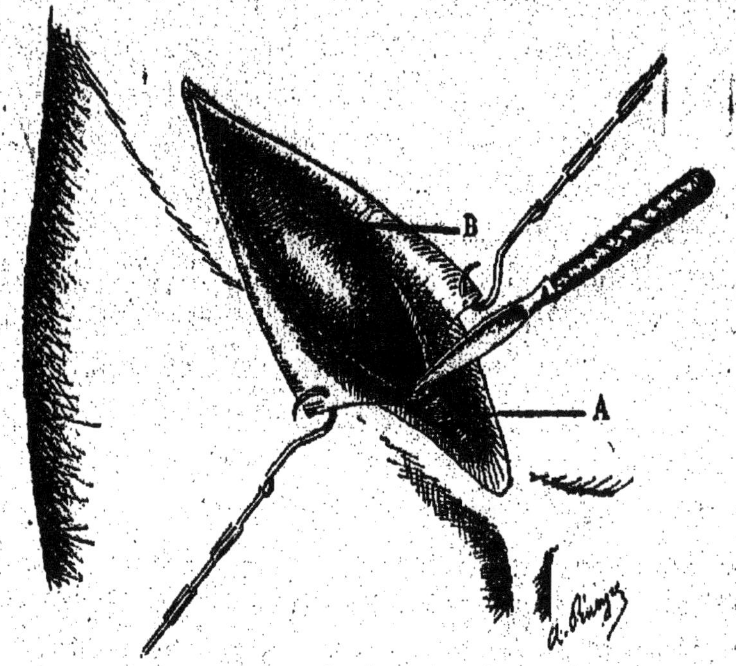

FIGURE 10. — Découverte du sac par une légère incision sur le cordon; le sac est trouvé dans le cordon.

A, cordon spermatique; B, sac herniaire qui est, à dessein, représenté très court et de la dimension qu'aurait le sac d'une simple pointe de hernie ; lorsqu'il s'agit d'une grosse hernie descendant dans le scrotum, le fond du sac herniaire n'est pas nécessairement découvert par l'incision; rien ne sera plus faible que d'aller le décoller dans la profondeur avec les doigts.

étranglée depuis quelque temps déjà, l'intestin ne serait pas sain. Puisque l'étranglement mène à la perforation, il serait à craindre que le chirurgien ne rencontrât un état des parois intestinales tel que leur mortification prochaine fût imminente et qu'il ne fût pas prudent de rentrer l'intestin dans le ventre sans une opération préliminaire.

C'est ici qu'il y aurait lieu de parler des diverses opérations qui peuvent se pratiquer sur l'intestin et de choisir entre elles. Il n'est pas douteux que si l'on trouve un intestin malade, si l'on est obligé d'intervenir sur cet organe soit en le plissant par des points passés à sa surface extérieure, soit en en coupant une partie (la partie nécrosée et morte), et en recousant ensemble, après cette section, les deux extrémités saines de l'intestin, il n'est pas douteux que ce sera une complication opératoire qui modifiera le pronostic.

Laissons de côté cette éventualité puisque l'opération que nous décrivons ici est une opération pour la cure des hernies simples, non étranglées, sans complications. Ce qui constitue l'avantage de l'opération ainsi conçue, c'est précisément l'absence de lésions intestinales. Si l'on attend l'étranglement pour opérer, le malade déprimé profondément n'aura que peu de forces pour résister ; quand on opère plus tôt, la santé générale encore bonne permet une heureuse convalescence. Si l'on attend l'étranglement, l'opéra

tion durera plus longtemps, car les points de suture
sur l'intestin sont toujours longs à bien faire ;
ces points pourront manquer et une péritonite par
rupture secondaire se produira. Quand on opère
plus tôt, rien à craindre de l'intestin, il est sain
et entièrement capable de remplir ses fonctions ;
il remonte seul dans le ventre aussitôt le sac
ouvert. Souvent même, au moment de l'opération,
l'intestin n'est point dans la hernie, ce n'est point
une opération sur l'intestin que pratique le chirurgien, c'est une opération sur les enveloppes de
la hernie.

L'opérateur a donc pénétré dans le sac et l'a
trouvé vide d'intestin. Du moment que l'intestin
est rentré seul, c'est au mieux pour lui, il ne reste
qu'à agir de telle façon que cette sortie ne puisse
plus avoir lieu et pour cela il faut : toujours supprimer le sac herniaire, raccourcir l'épiploon dans
certains cas.

Pourquoi n'avoir pas agi sur l'intestin sain,
dira-t-on, autrement qu'en le rentrant ou en le
laissant rentrer dans le ventre ; tandis que vous
allez suivre pour son congénère l'épiploon une
conduite tout opposée. Notre justification est
facile à donner et ne nous embarrasse guère.
L'intestin, organe essentiel, indispensable, a,
lorsqu'on opère sur lui, des réactions vives et il
n'est nullement indifférent d'y pratiquer une résection. Nul d'ailleurs n'y songerait, en des cas de

gangrène intestinale dont nous avons parlé plus haut.

II. — *Temps de l'épiploon.* — On se rappelle les réserves que j'ai faites, dans les pages qui précèdent, au sujet de la *résection épiploïque quand même.*

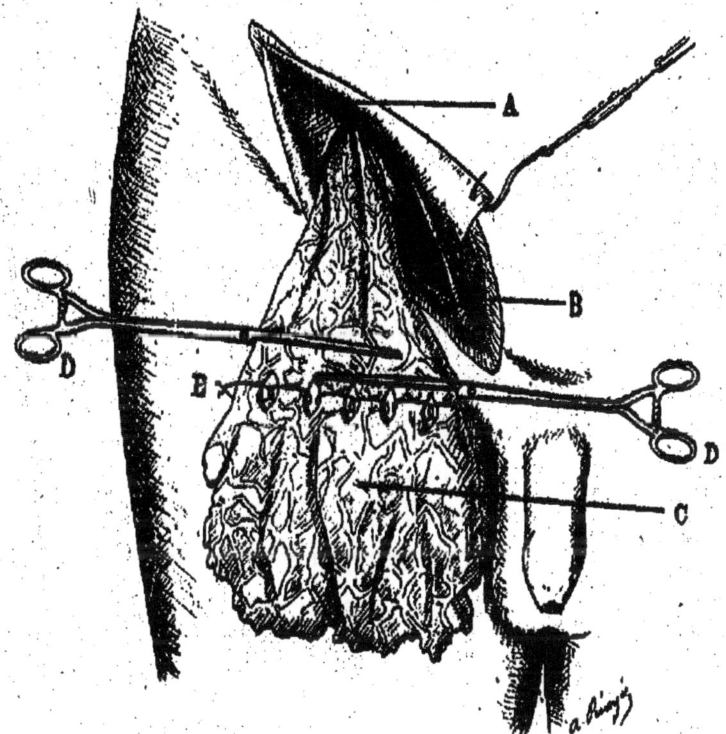

FIGURE 11. — Placement des clamps et des ligatures pour la résection du tablier épiploïque.

A, sac herniaire incisé, à travers lequel on a attiré le grand épiploon ; B, cordon spermatique contenant les vaisseaux du testicule ainsi que le canal déférent ; DD, pinces-clamps faisant sur l'épiploon une hémastose temporaire et le maintenant pendant le placement des ligatures ; E, ligatures en chaîne, au gros catgut

Après l'incision des trois couches mentionnées ci-dessus, vous êtes dans l'intérieur du sac. Votre but est, choisissant parmi les viscères herniés, de rentrer les uns et de réséquer les autres. L'intestin sera refoulé dans le ventre, s'il n'était pas déjà rentré de lui-même. Quant à l'épiploon, si vous le trouvez malade ou si vous le jugez exubérant, vous attirez à l'extérieur la quantité nécessaire du tablier épiploïque (*fig.* 11). Pincez alors la base de ce lambeau épiploïque avec deux longs clamps (*fig.* 11 DD); placez au-dessous de ces clamps des ligatures en point de chaînon rattachés ensemble deux par deux (*fig.* 11 E); réséquez tout ce qui est en-dessous des ligatures, enlevez les pinces-clamps, il vous reste un moignon représenté par la figure 12. Rentrez ce moignon dans le ventre, par petits paquets, afin de ne point faire sauter vos ligatures pendant cette manœuvre.

Les ligatures sont fixes, elles ne devront pas être enlevées. Le fil dont elles sont composées est tel qu'il se résorbera et disparaîtra peu à peu. Lorsque ces phénomènes se produiront, tout danger d'hémorrhagie aura disparu. Le catgut, la soie, ou même du gros fil bien aseptisé peuvent être indifféremment employés.

III. — *Temps du sac.* (*Figs.* 13 et 14). — Il faut disséquer le sac, le lier et le réséquer.

Si la hernie est congénitale, le testicule est dans

l'intérieur même du sac, dans lequel il cohabitait avec l'intestin. L'opérateur aura soin de ménager autour du testicule un peu de séreuse qui, s'acco-

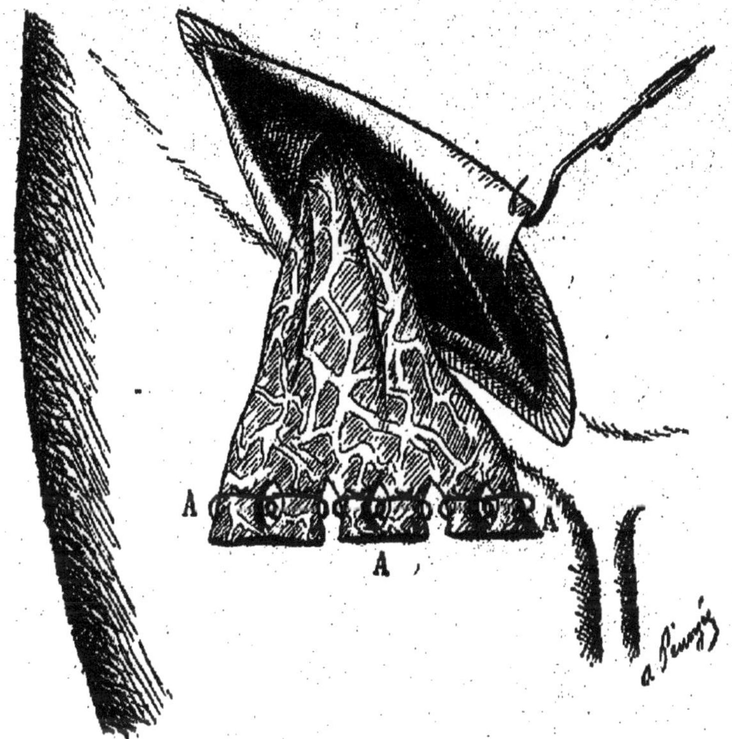

FIGURE 12. — Résection du tablier épiploïque. La résection est terminée.

A A A, les ligatures en chaîne, au delà desquelles a porté la résection. Avant de s'occuper du sac herniaire il faut repousser dans le ventre le moignon épiploïque.

lant ultérieurement à elle-même, constituera à l'organe de la génération une tunique vaginale suffisante. Si la hernie n'est point congénitale, au

contraire, la dissection comprendra le fond du sac.
Dans un cas comme dans l'autre, du côté du pédicule la dissection s'étendra le plus haut possible.

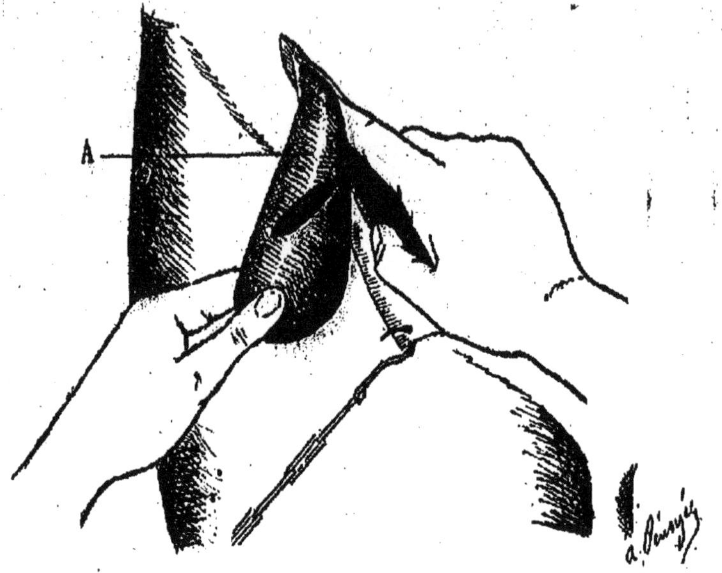

FIGURE 13. — Dissection et décollement du sac herniaire.

A, sac herniaire que tend et attire une des mains de
l'opérateur pour faciliter à l'index de l'autre main le travail de clivage qui isolera le pédicule sacculaire sur lequel
portera la résection après ligature.

L'index introduit dans l'intérieur du sac aide
beaucoup à la dissection.

Il y a autour du sac d'importants organes à
préserver, et en particulier les vaisseaux du cordon et le canal déférent, ce dernier très ténu mais
d'une consistance dure que les doigts reconnais-
sent facilement en le pinçant. Les doigts du chi-

rurgien opèrent fort bien cette séparation ; point n'est besoin de compliquer l'arsenal avec des ciseaux spéciaux. L'instrument tranchant n'aura d'utilité que pour inciser le cordon, dans l'épaisseur duquel le sac est toujours inclus.

Alors, très haut, plus haut que l'orifice supérieur du trajet inguinal, on placera une ligature avec un fort catgut ; on réséquera au-dessous de la ligature. On repoussera le moignon dans le ventre au moyen de l'index.

Barker fait plus : Afin que le moignon du sac réséqué ne reste pas au niveau de la future cicatrice abdominale, il le lie le plus haut possible

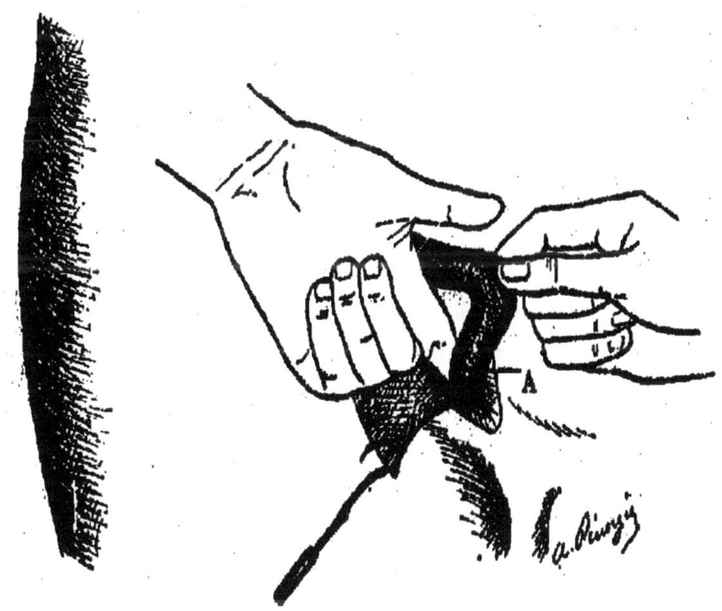

FIGURE 14. — Décollement et dissection du sac vers sa partie inférieure.

derrière la paroi de l'abdomen en passant les fils
à travers celle-ci;

IV. — *Temps du mur fibreux.* — Le péritoine
est maintenant reconstitué. Mais la séreuse n'est
qu'un organe faible, sans résistance à l'impulsion
intestinale. Si l'on ne faisait pas disparaître le
trajet herniaire, nul doute qu'une récidive n'arrivât
à se produire.

C'est dans l'exécution de ce temps si important que la pratique des chirurgiens diffère. Nous
citerons seulement :

Les sutures de Championnière,
Les sutures de Bassini,
L'opération Bassini-Fournel.

Sutures de Championnière. — L'opérateur va
s'efforcer de substituer au trajet herniaire, à ce
trou béant de la paroi abdominale, un véritable
tampon, un véritable mur musculo-fibreux en
ramassant par des sutures multipliées tous les tissus
que les larges dissections déjà décrites ont avivés
de toutes parts et disposés à se souder facilement
les uns aux autres.

Passez des ligatures au catgut. Respectant seulement le cordon que vous laissez dans l'angle
postérieur de la plaie, faites vos points de façon
à faire chevaucher l'une sur l'autre les deux moi-
tiés de la paroi antérieure du trajet inguinal. Faites

des points séparés pour donner plus de solidité.

Championnière recommande une disposition en U des fils de suture. Nous ne pouvons nous étendre sur ce point. Peu importe, dans l'espèce, la disposition des fils, ce qui est intéressant à retenir dès à présent de cette opération, c'est que la réparation ne porte absolument que sur l'aponévrose du grand oblique et sur la peau.

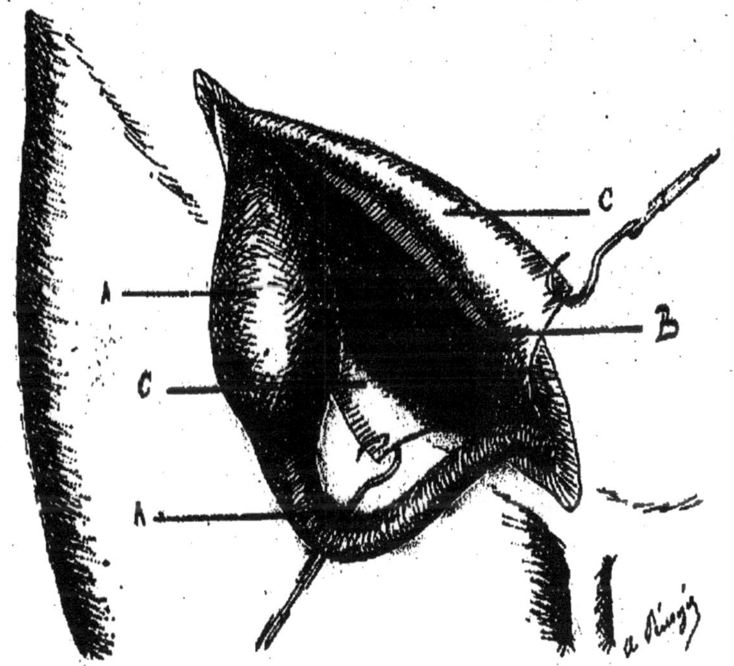

FIGURE 15. — État de la plaie opératoire au moment où vont être pratiquées les sutures.

AA, cordon récliné en haut et en dehors; CC, volets formés par l'incision de l'aponévrose du grand oblique; Championnière se contente de suturer ensemble ces deux volets au devant du cordon; B, gouttière du cordon sur laquelle portent les points de suture de Bassini pour la réfection de la paroi postérieure du trajet inguinal.

Si nous regardons la figure 15, nous dirons que Championnière replace ou laisse au fond de la plaie B le cordon AA ; puis qu'il rapproche l'un de l'autre et suture les deux volets C et C résultant de la section de l'aponévrose du grand oblique. Cet opérateur ne peut, on le comprend, fabriquer ainsi qu'un paroi de force bien restreinte.

Sutures de Bassini. — Bassini pense qu'il faut « reconstruire le canal inguinal tel qu'il est « physiologiquement, c'est-à-dire fait *de deux* « *ouvertures* ; l'une abdominale, l'autre sous- « cutanée, et de deux parois, l'une postérieure et « l'autre antérieure, entre lesquelles passerait « obliquement le cordon spermatique ».

Voici en quels termes, Bassini (1) décrit la technique opératoire :

« J'emploie l'anesthésie complète et une rigou- « reuse antisepsie.

« J'incise les téguments de la région inguino- « scrotale hernieuse ; je dénude l'aponévrose du « grand oblique depuis l'anneau inguinal, *orifice* « *de la hernie*, mettant à nu les piliers de l'an- « neau inguinal sous-cutané, je fais l'hémostase.

« Cela constitue le premier temps de l'opéra- « tion.

« Dans le second temps, je coupe l'aponévrose

(1) BASSINI. — Nuovo metodo per la cura dell'ernia ingui- nale, Padova.

« du grand oblique depuis l'anneau inguinal
« externe jusqu'au niveau de l'anneau interne, je
« dissèque ensuite en dessus et en dessous les
« deux bords de l'aponévrose du grand oblique,
« puis je détache et soulève en totalité le cordon
« spermatique et le col du sac herniaire.

« Tenant l'index sous ces organes, j'isole des
« éléments du cordon spermatique le col du sac
« herniaire jusqu'à la racine de la hernie. Cet
« isolement se fait sans grande difficulté avec des
« instruments mousses, que la hernie soit
« acquise ou qu'elle soit congénitale. L'isolement
« du col du sac doit être poursuivi jusque dans la
« fosse iliaque, c'est-à-dire là où est l'embouchure
« du sac lui-même.

« Aussitôt après, j'isole le corps et le fond du sac
« et je le replie en dehors. J'ouvre le fond du sac et
« j'examine s'il n'y a pas d'adhérences des vis-
« cères herniés. En cas d'adhérence, ou d'épi-
« ploon épaissi, je détache les adhérences et j'ex-
« tirpe là où il le faut (1) l'épiploon. Je réduis les
« viscères, j'attire le sac (col) et j'applique sur
« son pédicule une ligature, puis je résèque à un
« demi centimètre en dessous de la ligature. Si
« la hernie est volumineuse et que, pour cette
« raison, le col et l'embouchure du sac soient
« trop larges pour une ligature simple, j'applique

(1) Estirpo, ove è conveniente, l'omento.

« en dessous de celle-ci (en dehors) une ligature
« en deux parties, pour assurer la réunion et
« empêcher la chute du lien. Le moignon ainsi
« lié se rétracte dans la fosse iliaque interne.

« Avec la résection du sac et sa ligature jus-
« qu'à sa racine est fini le second temps de l'opé-
« ration.

« Dans le troisième temps, je dévie le cordon
« spermatique isolé en l'attirant légèrement en
« haut sur la paroi abdominale jusqu'à ce que le
« testicule soit attiré en dehors du scrotum. Avec
« un écarteur aigu et large, je fais tirer en bas
« l'inférieur et en haut le supérieur des lambeaux
« de l'aponévrose du grand oblique pour qu'il me
« soit facile de disséquer le conduit formé par le
« ligament de Poupart jusqu'à son bord posté-
« rieur, et un centimètre au delà du point où
« le cordon spermatique sort de la fosse iliaque;
« puis je détache par dissection de l'aponévrose
« du grand oblique et du tissu adipeux sous-
« séreux le bord externe du muscle droit anté-
« rieur de l'abdomen et la triple couche formée
« par le muscle petit oblique, par le muscle trans-
« verse et par le fascia vertical de Cooper, de
« façon que cette triple couche puisse être attirée
« sans difficulté jusqu'au bord postérieur isolé
« de la corde de Poupart.

« Cela fait, je couds ces deux parties par une
« suture à nœuds sur une longueur de 5 à 7 cen-

« timètres s'étendant depuis l'épine du pubis en
« bas, en dessous du cordon spermatique soulevé
« jusqu'à un centimètre de l'épine iliaque antéro-
« supérieure.

« Ainsi est terminé le troisième temps de l'opé-
« ration et refaite l'ouverture interne ou abdomi-
« nale et la paroi postérieure du canal inguinal.

« Pour cette suture que je viens de décrire, il
« est bon de faire des points séparés et de pren-
« dre deux ou trois centimètres du bord de la
« triple couche musculo-aponévrotique. Les deux
« premiers points, appliqués tout contre le pubis,
« comprendront aussi le bord externe du muscle
« droit antérieur de l'abdomen.

« Ce temps de l'opération fini, si on excite les
« vomissements du malade (ce que j'ai fait dans
« mes cinquante premières opérations) la région
« inguinale se montre déjà capable de résister aux
« plus fortes pressions endo-abdominales, et la tri-
« ple couche musculo-aponévrotique fixée au liga-
« ment de Poupart se présente fortement tendue
« et immobile dans sa nouvelle position.

« Dans un quatrième temps ou acte opératoire,
« je mets en place le cordon spermatique, et le
« testicule s'il est dévié, je suture l'aponévrose
« du grand oblique en rapprochant les bords des
« piliers, je suture la peau ; enfin pansement.

« Je ne fais de drainage qu'en cas de hernie
« volumineuse, ancienne, quand la dissection et
« l'isolement du sac herniaire ont été pénibles. »

Le procédé de Bassini a constitué un progrès notable au moment de son apparition. Cependant il est passible lui-même de quelques critiques, et il y a avantage, pensons-nous, à modifier quelque peu et l'incision et les sutures.

Procédé Bassini-Fournel.

La portion de paroi musculaire que saisit Bassini pour constituer avec elle la paroi postérieure du nouveau canal inguinal qu'il créé artificiellement, est d'une épaisseur infiniment variable avec les sujets, et si, chez les athlètes bien musclés elle possède une force suffisante, il est à craindre qu'il n'en soit pas ainsi dans un grand nombre de cas. Combien de fois, soit dans nos expériences cadavériques, soit au cours de nos opérations sur le vivant, nous avons pu constater la minceur et la fragilité de la couche constituée par le transverse et le petit oblique. Cette minceur et cette fragilité, nous ne sommes pas le seul opérateur qui l'ait constaté, écoutez plutôt Félizet (1).

« Nous avons pris l'occasion, sur le cadavre « d'un enfant de trois ans, porteur d'une grosse « hernie inguinale funiculaire, de répéter l'opé-

(1) Félizet. *loco citato*, p. 285.

« ration de Bassini. . . . .

« . . . . C'est à l'exécution du procédé
« véritablement spécial à Bassini que les diffi-
« cultés commencèrent, non pas parce que sur
« un jeune enfant le champ opératoire n'avait
« guère plus de 6 centimètres de longueur, mais
« parce que nous ne trouvions pas, avec la meil-
« leure volonté du monde, les plans que Bassini
« commande de saisir et de suturer, notamment
« pour reconstituer la paroi postérieure du tra-
« jet inguinal. »

Ici, tout en trouvant l'opération de Bassini
supérieure à celle de Lucas-Championnière,
M. Félizet prétend que ce n'est pas la réfection
d'un trajet inguinal qui a de l'importance, mais
bien « la réparation soignée de la large tranchée
dont l'obligation de bien isoler le collet a com-
mandé l'ouverture. »

Ce qui, bien plus encore que les constatations
de Félizet et que les nôtres démontre l'insuffi-
sance de la couche musculaire employée par Bassini à la réfection de la paroi postérieure du canal,
c'est la précaution que prend Bassini lui-même
d'adjoindre aux deux premiers muscles un troisième muscle plus vigoureux, le droit antérieur
de l'abdomen. Mais le droit antérieur suit une
direction verticale et absolument différente de celle
des muscles petit oblique et transverse ; sa partie
moyenne s'écarte largement de l'arcade de Fallope,

et Bassini lui-même ne peut le suturer à cette
arcade qu'à sa partie tout à fait *inférieure*, par
un ou deux points seulement. Après l'opération
de Bassini, les deux tiers externes de l'arcade n'ont
aucun rapport avec le muscle grand droit ; dans de
telles conditions on comprend que la puissance

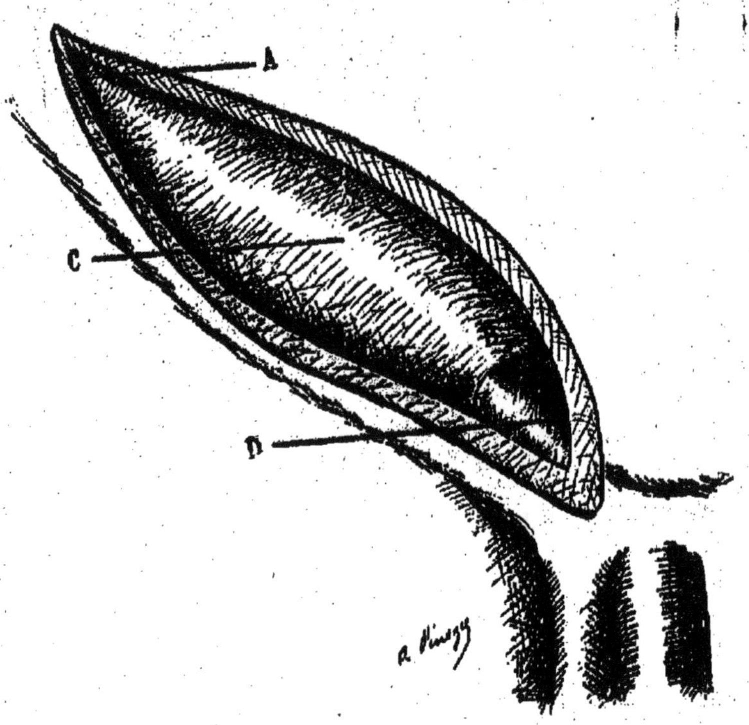

FIGURE 16. — Procédé Fournel. Incision cutanée banale,
et tracé spécial pour l'incision de l'aponévrose du grand
oblique.

C, aponévrose du grand oblique ; D, cordon spermatique ;
A B, ligne ponctuée suivant laquelle sera incisée l'aponévrose.

très réelle du muscle grand droit ne contribuera à la solidité du canal que pour une part illusoire.

Pour remédier à cette faiblesse des couches musculaires, voici ce que nous avons imaginé et exécuté : Nous modifions les incisions et les sutures de telle façon qu'il nous est possible d'arriver à suturer à l'arcade de Fallope l'épaisseur tout entière de la paroi abdominale antérieure. Cette épaisseur tout entière, c'est-à-dire une paroi composée des muscles transverse, petit oblique, grand oblique et même, si on le veut absolument, du muscle grand droit à sa partie inférieure, sera suturée à l'arcade de Fallope derrière le cordon soulevé. Ce premier plan de sutures, ce plan profond constitue la paroi postérieure du nouveau trajet inguinal (Voir les fig. 17, 18 et 19). Quant à la paroi antérieure de ce nouveau trajet, il suffit amplement de rabattre au devant du cordon un unique volet provenant de l'aponévrose du grand oblique, car cette paroi antérieure n'a pas, pour empêcher la récidive, la même importance que la paroi postérieure.

D'ailleurs, nous voyons un autre avantage encore à notre procédé. Les empiriques qui autrefois enlevaient le testicule au cours de la cure radicale se donnaient assurément une grand facilité, car puisqu'il faut que le cordon spermatique passe à travers l'épaisseur des parois du ventre pour aller rejoindre le testicule dans les bourses,

l'esprit du chirurgien ne se trouve-t-il pas balancé
entre les deux termes de ce dilemme : — ou bien
ne laisser qu'un passage très étroit, mais on
risque d'étrangler le cordon ; — ou bien laisser

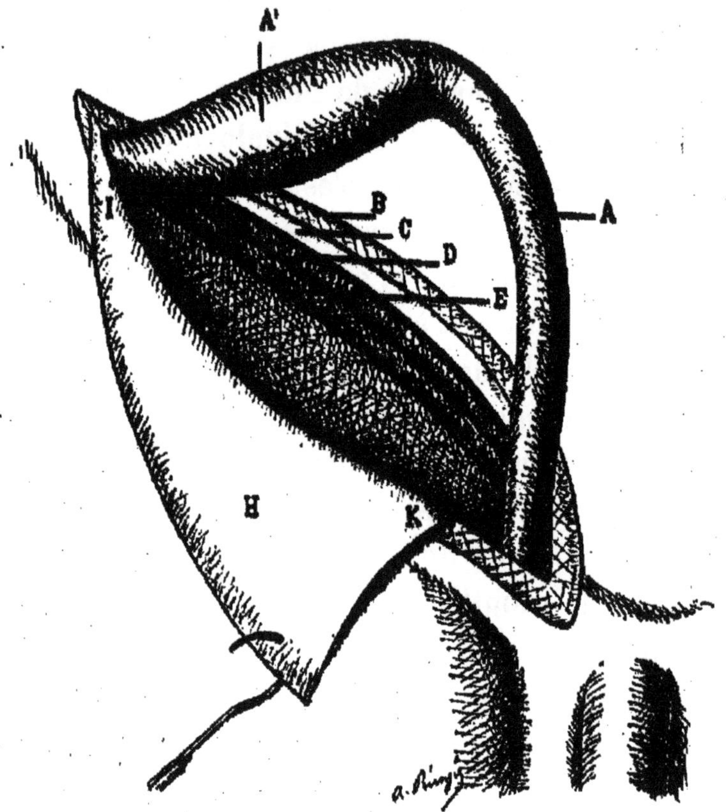

FIGURE 17. — Procédé Fournel, vue de la plaie après l'incision de l'aponévrose.

A A'. le cordon récliné en haut ; H, volet large et unique formé par notre incision et rabattu en bas ; C, lèvre
interne de l'incision aponévrotique du grand oblique ; D,
muscle petit oblique ; E, muscle transverse ; B, peau et
tissu cellulaire sous-cutané ; I K, arcade de Fallope.

le passage plus large, mais ce passage risque de devenir l'amorce d'une nouvelle hernie.

Puisqu'il faut au cordon un passage, Bassini explique l'utilité qu'il voit à ce que ce passage soit un long canal. Je le fais plus solide, je donne à la

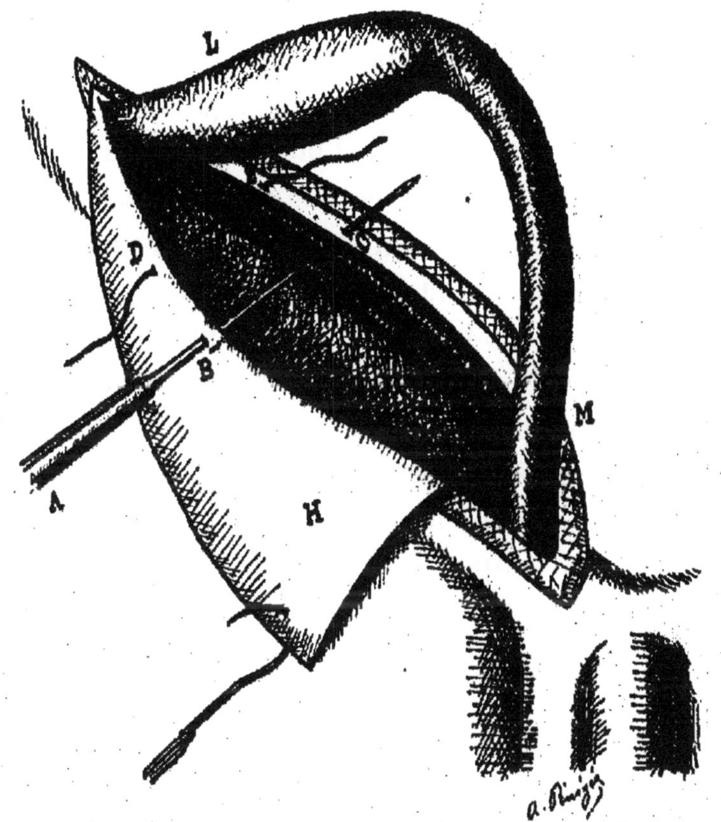

FIGURE 18. — Procédé Fournel ; pose des sutures profondes.

L M, cordon ; H, volet aponévrotique ; A, aiguille perforant le ligament de Fallope en B, chargeant ensuite les muscles transverse, petit oblique, et l'aponévrose du grand oblique pour ressortir en C ; D E, un point de suture tout prêt à être noué.

paroi du ventre la même solidité que s'il n'y avait point de testicule ; ou, du moins, le point faible que peut représenter l'entrée du nouveau trajet inguinal du côté de la cavité abdominale, ce point se trouve reporté très haut. On pourrait nous objecter que les hernies ombilicales démontrent la possibilité de l'issue de l'intestin aussi bien sur un point haut placé que sur un point déclive. Soit ! Aussi ce que nous trouvons important dans cette nouvelle situation de l'immergence funiculaire, c'est que, grâce à ce nouvel emplacement, l'infundibulum péritonéal laissé au niveau du collet du sac après la résection de celui-ci, cet infundibulum ne se trouvera plus en face du point où le cordon plonge d'arrière en avant dans la paroi abdominale, il ne sera donc pas tenté de s'engager dans le nouveau trajet.

Pour arriver à nos fins, nous avons dû modifier plusieurs des temps de l'opération de cure radicale telle que la pratiquent les collègues que nous avons cités, nous allons résumer notre technique et nous aurons soin, à chaque temps, de rappeler si ce temps nous est personnel ou si, au contraire, il nous est commun avec d'autres opérateurs. Nous prions le lecteur de vouloir bien suivre notre description sur les figures 16, 17, 18, 19, 20, 21 ; nous déclarons que, même pour les temps décrits et figurés sous notre nom, nous n'avons fait que modifier légèrement le procédé dû à Bassini.

Technique du procédé Fournel.

Premier temps. — Incision de la peau (temps banal). — L'incision est située au devant du trajet inguinal, dans la direction de ce trajet, dont l'extrémité inférieure descend à un centimètre au-dessous de l'anneau inguinal externe.

Deuxième temps. — Incision de la paroi antérieure du trajet inguinal (temps spécial dans notre technique). — Au lieu d'inciser, comme tous les autres opérateurs, la paroi antérieure du trajet inguinal en son milieu, ce qui forme deux volets égaux l'un à l'autre, — le procédé de Fournel se propose :

α. De mettre sur un même niveau, de faire apparaître sur une même tranche, sans qu'aucun de ces muscles dépasse l'autre, tous les muscles qui composent l'épaisseur de la paroi abdominale (C, D, E, *fig.* 17).

β. Il se propose de ne former, pour être rabattu ultérieurement, qu'un seul volet au lieu de deux. Le premier de ces objectifs permettra d'embrocher facilement avec l'aiguille toute l'épaisseur de la paroi au moment de la confection des sutures profondes ; le second objectif (un seul volet) donnera un volet assez large pour pouvoir constituer à lui tout seul la paroi antérieure du nouveau trajet inguinal.

Tout cela est réalisé par notre incision latérale et courbe qui est taillée, soit au moyen du bistouri, soit plus facilement au moyen des ciseaux droits ou courbes aux dépens du pilier interne de l'anneau inguinal sous-cutané et qui se prolonge suivant la direction indiquée par la ligne ponctuée A B de la *fig.* 16.

L'incision étant terminée, le volet est rabattu en bas comme dans la *fig.* 17.

Troisième temps. Traitement du sac et de l'épiploon (temps banal). — Le sac herniaire est ouvert, l'épiploon attiré et réséqué, s'il y a lieu ; le sac est disséqué, lié puis réséqué (*fig.* 10, 11, 12, 13, 14).

Quatrième temps. — *Sutures profondes* (temps spécial à notre technique). — Lorsque le chirurgien est arrivé à ce temps de l'opération pendant lequel Bassini reconstitue au canal une paroi postérieure en suturant à l'arcade de Fallope les muscles dont nous avons parlé, le chirurgien, pour exécuter notre procédé, chargera sur son aiguille, non seulement les muscles qu'y charge Bassini, mais encore la section de l'aponévrose du grand oblique. Donc grand oblique, petit oblique et transverse sont suturés à l'arcade de

Fallope. Le cordon spermatique qui avait été récliné, attiré en haut et en dehors de la plaie pour permettre la confection des sutures (*fig.* 17 et 18) se trouve alors en avant d'une gouttière

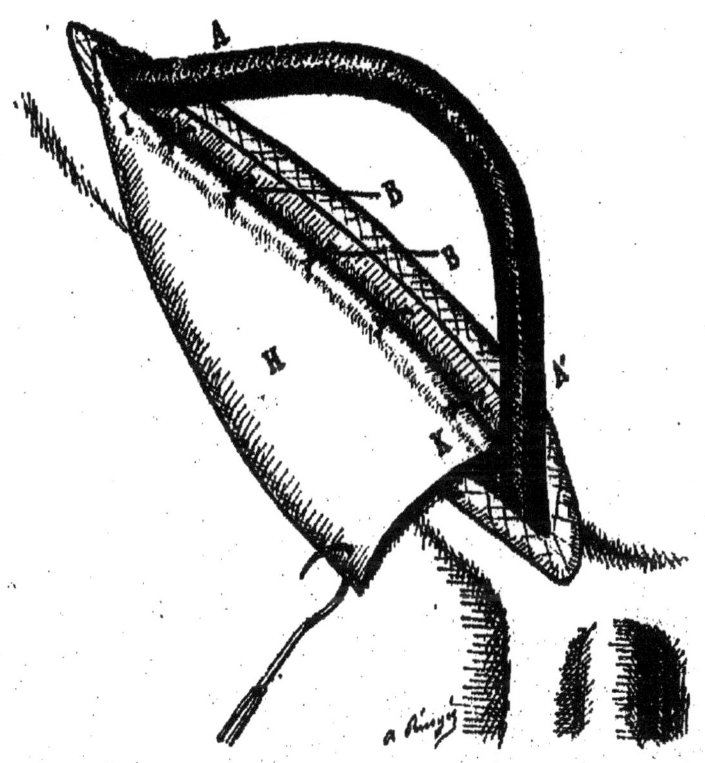

FIGURE 19. — Procédé Fournel; les sutures profondes sont entièrement posées et nouées.

B B, points de suture avant le cordon; H, volet aponévrotique; I K, arcade de Fallope. Le cordon sera couché dans la gouttière formée par la ligne I K.

7

(1 K, *fig*. 19), dans laquelle on va le coucher
avant de continuer l'opération. La *fig*. 18 permet
de se rendre compte du trajet des fils ; la *fig*. 19

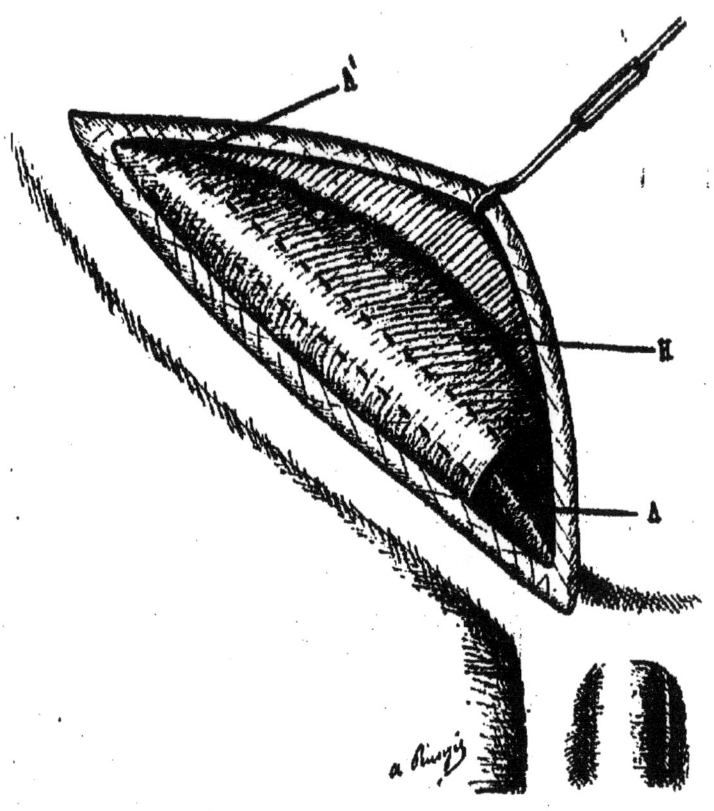

FIGURE 20. — Procédé Fournel ; réfection de la paroi
antérieure du trajet inguinal.

A A', le cordon a été couché dans la gouttière formée
au niveau des sutures profondes, il est vu par transparence à travers le volet aponévrotique H qui a été relevé
de bas en haut au devant de ce cordon.

représente l'état des parties après la pose des sutures profondes.

Nous insistons sur ce point que, alors que Bassini réserve l'aponévrose tout entière du grand oblique pour former ultérieurement une paroi antérieure au nouveau trajet inguinal, le procédé Fournel comprend cette aponévrose dans la paroi postérieure du trajet, d'où solidité de la paroi à toute épreuve.

Cinquième temps. — Sutures superficielles, formation de la paroi antérieure du nouveau trajet (spécial à notre technique). — Coucher le cordon au fond de la gouttière, puis, transformer cette gouttière en canal en rabattant au devant du cordon le lambeau aponévrotique jusqu'alors non-utilisé (lambeau H de la *fig*. 19).

La *fig*. 19 représente les sutures profondes achevées; le lambeau H est encore récliné en bas. Dans la *fig*. 20, le cordon a été couché dans la goutière formée par les premières sutures; puis, au devant de ce cordon on a relevé et appliqué le lambeau H; la figure nous représente ce lambeau H relevé; on voit le cordon par transparence (lignes pointillées).

Quant aux sutures qui sont destinées à faire tenir le lambeau à sa nouvelle place, nous ne les avons pas représentées dans la *fig*. 20. Les points que nous employons et qui nous permettent de

coudre *à plat* le volet aponévrotique sur l'aponévrose même, dont il n'est qu'une dépendance,
ces points ne peuvent se décrire; les figures 21
et 22 permettent de les comprendre et de les
exécuter à notre imitation et à l'instar des coutu-
rières qui les connaissaient avant nous. Rien de

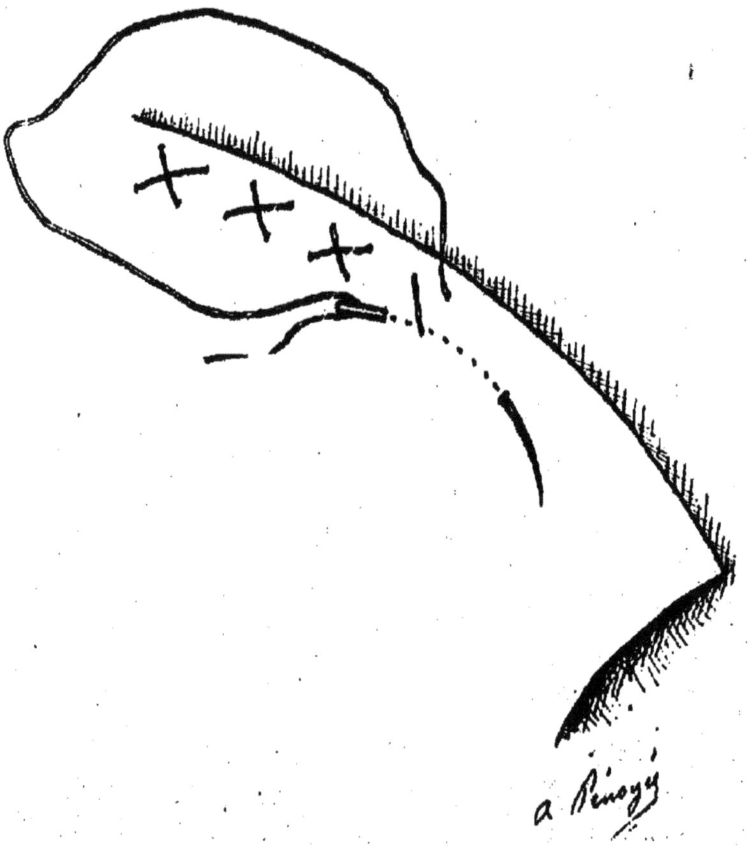

FIGURE 21. — Procédé Fournel. Suture spéciale destinée à
fixer le volet unique sur la face antérieure du muscle
grand oblique; premier temps.

Pénétration et émergence de l'aiguille pour la formation
du premier jambage de l'X.

plus facile pour exécuter cette mise en place du lambeau et ces sutures superficielles que de décoller avec le bout de l'index et de récliner légèrement en haut et en dedans la lèvre interne de l'incision cutanée.

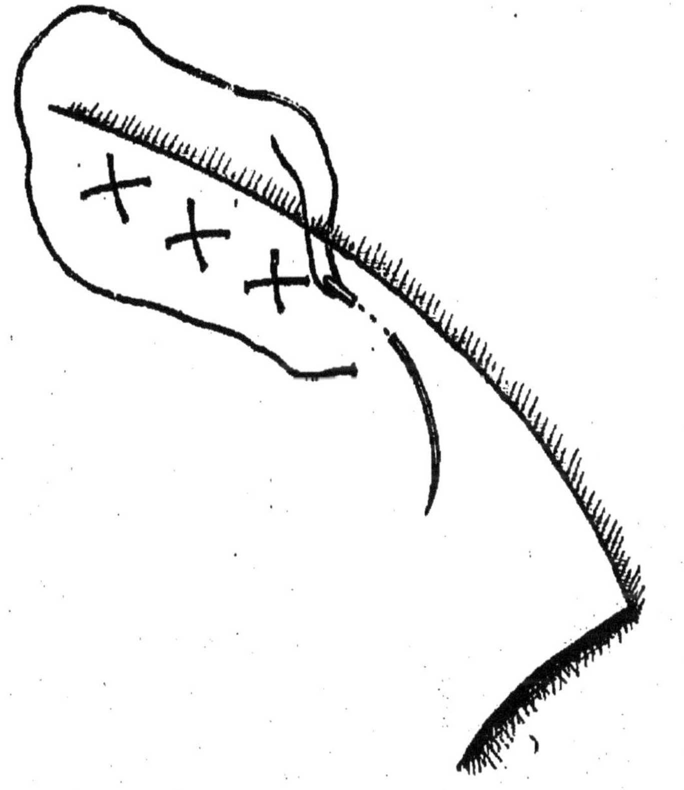

Figure 22. — Procédé Fournel. Suture pour fixer le volet unique ; second temps.

Trajet de l'aiguille pour la formation du second jambage de l'X.

Sixième temps. — Suture de la peau (temps banal). — On peut, le plus souvent se dispenser de drainer.

Variante au procédé Fournel.

Nous ne voulons dire que quelques mots qu terminant au sujet d'une seconde modification au procédé de Bassini, que nous avons employée quelquefois et qui donne aussi d'excellents résultats.

Ainsi que d'autres auteurs l'ont déjà écrit, et ainsi que nous l'avons rappelé plus haut, ce qui qui est bon dans l'opération de Bassini, ce n'est pas tant la reconstitution d'un trajet inguinal avec deux parois que la réfection d'une paroi abdominale solide. Si l'on peut guérir les hernieux par le Bassini, ce n'est point, comme le croit cet auteur, parce que le nouveau trajet inguinal applique à elles-mêmes ses deux parois, l'antérieure et la postérieure et les applique d'autant mieux l'une contre l'autre que l'impulsion intestinale est plus forte ; la guérison est due à ce fait que plusieurs muscles de la paroi antéro-latérale de l'abdomen ont été solidement suturés avec l'arcade de Fallope.

Aussi, aux chirurgiens qui trouveraient un peu compliqué notre premier procédé, pouvons-nous en conseiller un plus simple qui est le suivant :

Incisez la peau comme dans la *fig.* 8, le grand oblique comme dans la *fig.* 9 ; traitez alors le sac comme dans les *fig.* 10, 13 et 14 ; ne réséquez l'épiploon qu'en cas de nécessité ; puis livrez-vous à la dissection de l'arcade de Fallope ; jusqu'ici rien de spécial.

Cette dissection étant terminée, avant toutes sutures, *au lieu de récliner le cordon en le soulevant, couchez-le dans le fond de la plaie et suturez toute l'épaisseur de la paroi abdominale antéro-latérale avec l'arcade de Fallope.*

La figure 18 représente le passage des sutures profondes dans notre premier procédé. Figurez-vous par la pensée ces mêmes sutures passant au-devant du cordon au lieu de passer derrière lui. L'aiguille traversera d'une part le ligament de Fallope, d'autre part une épaisse couche musculo-aponévrotique comprenant le muscle transverse de l'abdomen, le petit oblique, le grand oblique et même un peu du bord externe du muscle grand droit. Quant au petit volet aponévrotique attenant à l'arcade de Fallope, rien de plus simple que de le rabattre par-dessus la ligne des sutures et de le fixer à la face antérieure de l'aponévrose du grand oblique par des points semblables à ceux des figures 21 et 22.

Après l'exécution de notre premier procédé, le cordon sort de l'abdomen en un point assez élevé ;

après l'exécution du deuxième procédé il sort en un point tout à fait déclive.

Quel que soit celui de ces deux procédés que l'on ait employé, on aura procuré au sujet l'avantage de la contention la plus solide qu'il fût possible de lui donner, puisqu'on aura fermé l'orifice herniaire en faisant descendre au-devant de lui un voile composé, non pas seulement de presque tous, mais bien de tous les muscles pariétaux sans exception et qu'on aura fixé tous ces muscles à l'arcade de Fallope, c'est-à-dire à la partie la plus résistante de la racine de la cuisse.

TABLE DES MATIÈRES

9 782013 551106